首席科普官陪你健康一整年

余飞 杨静 主编

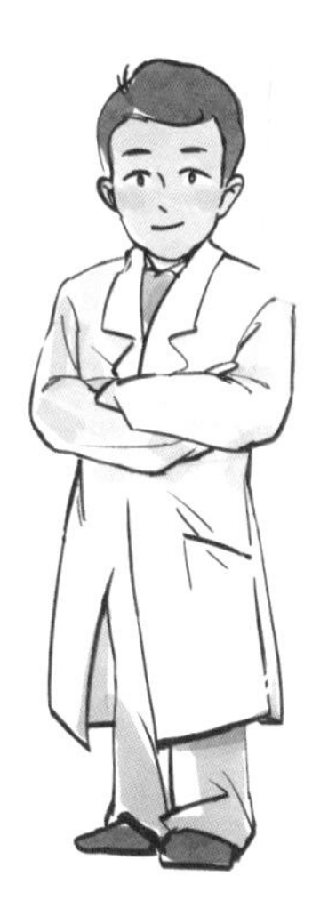

上海交通大学出版社
SHANGHAI JIAO TONG UNIVERSITY PRESS

内容提要

本书以大众健康需求为出发点，结合卫生健康日、季节特点和人群特性等内容，深入浅出地讲解健康科普知识，帮助读者应对不同时节带来的健康挑战。作者在书中不仅介绍了实用的健康科普知识，包括如何调整饮食、锻炼和作息习惯以适应不同季节的变化，还给出了具体的健康建议和保健技巧，让读者能够轻松地学以致用。书中所配的短视频，有助于读者更直观地了解健康知识，增强学习效果。

图书在版编目(CIP)数据

首席科普官陪你健康一整年 / 余飞，杨静主编. --
上海 : 上海交通大学出版社, 2023.12
ISBN 978-7-313-30055-3

Ⅰ. ①首… Ⅱ. ①余… ②杨… Ⅲ. ①保健－基本知识 Ⅳ. ①R161

中国国家版本馆CIP数据核字(2023)第242600号

首席科普官陪你健康一整年
SHOUXI KEPUGUAN PEI NI JIANKANG YI ZHENG NIAN

主　　编：余　飞　杨　静
出版发行：上海交通大学出版社　　地　　址：上海市番禺路951号
邮政编码：200030　　电　　话：021-64071208
印　　刷：上海颛辉印刷厂有限公司　　经　　销：全国新华书店
开　　本：710mm × 1000mm　1/16　　印　　张：13.75
字　　数：141千字
版　　次：2023年12月第1版　　印　　次：2023年12月第1次印刷
书　　号：ISBN 978-7-313-30055-3　　电子书号：ISBN 978-7-88941-653-5
定　　价：69.00元

编委会

序　一

科技创新、科学普及是创新发展的两翼，二者具有同等重要价值，尤其对于医疗卫生行业而言，医学科技的发展是为了惠及患者，而普及医学知识，有助于加强民众的健康意识、促进健康生活方式，对于国家可持续发展、民众高质量健康生活具有更大的意义。

随着科技的发展，民众对科普知识的需求越发旺盛，尤其是与民生息息相关的医学科普。在中国科学技术协会科学技术普及部、中国科普研究所和百度数据研究中心每年联合发布的科普搜索报告中，健康医疗始终占据科普搜索的前 8 位。但是，与日益旺盛的科普需求相比，科普人才明显不足。民众对医学科普知识的迫切需求与医学科普人才队伍不足的矛盾，促使近年来形成非医学专业流量博主占据医学科普主阵地的现实，对民众的身心健康均造成一定的影响。

国家的历史发展阶段、民众的现实需求，都亟须高质量的、专业的、权威的医学科普人才及作品。随着《全民科学素质行动规划纲要（2021—2035 年）》《关于新时代进一步加强科学技术普及工作的意见》等文件的颁布，科普工作逐渐得到各级政府以及全社会的广泛关注。在医学科普领域，基本构成政府、社会、市场等协同推进的社会化科普发展格局。政府通过增加科普类科技奖励项目、打通职称晋升渠道、举办科普比赛等方式，大力在医学专业技术人员中培养兼具大众传播意识和能力的科普人才，进而塑造愈发浓厚的科普文化。企事业单位以及个人在社会整体文化氛围以及各种激励政策下，逐渐将科普工作纳入重点工作的范畴。

来自上海市第十人民医院的“首席科普官”以人民健康为中心，将公益性写在医院高质量发展旗帜上，以其强烈的使命担当、责任担当，在行业内率先组织一批、选拔一批、培育一批医学科普人才队伍，结合新兴媒体业态传播科普知识，为民众提供形式多样的优秀科普作品。

本书由全国核科普教育基地负责人、同济大学核医学研究所所长余飞教授领衔众多医学科普专家编撰而成，用以传播全种类常见病的权威医学科普知识。纵观本书，应用性较强、实践性高，对民众有较强的实践操作意义。预期本书的出版势必会提高民众健康生活理念，进一步加强对治未病的认识，为实现大健康中国战略作出贡献。

愿首席科普官陪你健康快乐每一天！

王立祥

中华医学会科学普及分会第十届主任委员

2023 年 12 月

序　二

健康是最宝贵的财富,科学知识是维护和促进健康的重要工具。在健康中国 2030 战略的背景下，保障人民健康是国家的首要任务，科学知识的普及和传播正是实现目标的关键一环。

近年来，上海市第十人民医院（简称十院）以健康科普作为载体，积极开展健康促进工作，组建由“首席科普官”领衔的十院科普队伍，建立多媒体融合的十院科普电视台，联合大众媒体，积极传播健康科普知识；也积极参与各类市级健康公益活动，用健康科普提高公众对健康的认识和重视程度，营造了良好的健康科普“生态系统”。

由余飞教授带领的十院医学科普专业团队，以“首席科普官”为主力军，曾获得过上海市科学技术普及一等奖，数次主持省部级百万经费的科普项目；于 2022—2023 年连续两年入选医疗机构健康科普影响力指数 50 强榜单；荣获首届上海市健康科普推优选树活动健康科普管理优秀机构奖，上海市科普讲解大赛优秀组织奖，上海市青年医学科普能力大赛优秀组织单位，等等。十院“首席科普官”也被评为上海市健康科普品牌，一步一个脚印，成为老百姓有口皆碑的科普名片。

本次编撰的大众科普书《首席科普官陪你健康一整年》，正是汇集了该院近 3 年来首席科普官原创的科普文章、科普视频。内容展现形式新颖，以全年 12 个月为主线，针对不同季节、不同时令气候特点，深入浅出地讲解健康常识，为大众提供了实用的疾病管理、健康养生方法。本书的内容既科学权威又通俗易懂，非常适宜大众阅读。相信本书的出版，会让大众受益，为公众健康事业的推动和提升起到一定的促进作用。

也希望以本书的出版为契机，十院“首席科普官”可以制订更具前瞻性和创新性的发展蓝图，进一步推动健康科普工作，不断探索和尝试新方式、新手段，通过创新科普活动和项目，结合医疗新质生产力，更好地吸引大众、服务大众，以医学知识和健康理念孵化幸福花，提高社会整体的健康素养，共同绘就全民健康、全面健康的美好明天。

王 彤

上海市健康促进委员会办公室副主任

2023 年 12 月

序　三

习近平总书记指出：“科技创新、科学普及是实现创新发展的两翼，要把科学普及放在与科技创新同等重要的位置”。科技创新、科学普及是历史发展的现实需要，是新时代新形势下的必然要求。

从医20余年，我见过很多慢性病患者由于不够重视疾病，没有及时就诊，缺乏日常健康保健知识，逐步发展为重症患者。因此，要实现“健康中国2030”规划纲要、大健康中国战略，促进民众健康生活理念与及时筛查治疗至关重要。科技创新、科学普及两翼发展，科普先行助力健康中国，这是新的赛道。2020年，上海市第十人民医院（简称十院）获得上海市科普基地、上海市民终身教育科普体验基地，开创了“基地—社区—家庭”联动的医学科普传播方法和技术，辐射人群超50万人次，获得上海市科学技术普及一等奖。2021年，十院加快从“以治病为中心”向“以人民健康为中心”转变，建设“十院科普专家库”，通过开设科普电视台、下沉社区、走进机场和地铁站等公共场所等形式，围绕卫生健康领域开展科普宣传活动。《光明日报》《新民晚报》《文汇报》及上海电台等媒体对此进行了多次、广泛报道，收获民众好评无数。

党的二十大报告将教育、科技、人才“三位一体”统筹部署，明确科普发展的战略任务和使命导向。新时代呼唤高质量的新科普，高质量的新科普离不开科普人才的培育及各类政策倾斜。通过首创科普训练营，首立科普建设培育项目，从医院层面保障人才的可持续发展，目前由首席科普官引领的十院科普官队伍已扩展至近 300 人，基本覆盖医院全部学科，能力也得到不断提升。

健康科普是一个专业性非常强的领域，非专业的、有明显误导倾向的“科普知识”将为民众的健康带来不可预估的伤害。作为三甲公立医院，我们有责任和义务来提供具有权威性、可信度、有帮助的健康知识和医学建议。本书的出版是为了最大限度保证民众能够接收到正确的医学科普知识，向更多民众倡导健康生活方式，共同实现健康中国大战略。

李颖川

上海市第十人民医院党委书记

2023 年 12 月

前　言

上医治未病，健康科普在强化国民健康理念、提高全民健康素养水平、推进健康中国建设中具有重要作用。作为医者，我们始终秉持公立医院公益性，承担公立医院使命任务，以科普为着力点助力全民健康。

2020 年，我们在国内首次提出“首席科普官”健康促进工作模式，借鉴党管人才的“选育管用”模式，力求建设一支“人才梯队结构合理、学科分布广泛、专业技术能力突出、创作能力突出”的健康科普团队，其中包括由 20 名高级医学专家组成的首席科普官队伍。在创建周期内，创新健康科普“六首”机制：首创首席科普官、首推科普训练营、首立科普建设培育项目、首建科普电视台、首设科普创意转化中心、首倡科普 MDT 模式。我们依托“六首”模式，培养科普人才，理顺科普工作制度，用好科普资源，推出一批批科普作品，开展丰富多彩的科普活动。在“首席科普官”的引领下，上海市第十人民医院（简称十院）科普团队持续输出集传统的科普文章、科普短视频、科普讲座、科普相声、科普小品、科普脱口秀等形式多样的科普作品，具有一定的品牌特色，在业内得到认可，获得医学科普先进集体、全国卫健行业青年志愿服务项目大赛金奖等荣誉 50 余项，“十院科普官”更是被评为上海市健康科普品牌。

为进一步给广大民众提供“口袋”科普读物，本书编纂团队精心筹备编撰这本集“全、实、准”为一体的健康科普图书。

全：关爱健康一整年。本书结合民众跨年度的健康需求、卫生健康日等健康知识宣传节点，悉心编辑贯穿全年的具有季节特性、重点人群特性的健康科普知识。书中提供全面的信息和建议，帮助读者应对不同时节带来的健康挑战。

实：实用健康可操作。书中包含实用的健康科普知识，例如如何调整饮食、锻炼和作息习惯以适应不同季节的变化。同时，还给出具体的健康建议和实用的健康技巧，让读者能够轻松地将知识转化为行动，真正获益。

准：精准科普数字化。书中附有数字化二维码，可链接视听平台拓展阅读，喜欢视听感受的读者可以通过收看视频更加直观地了解健康知识，增强学习效果和记忆深度。该形式既拓展了大众知识获取的途径，也有助于大众更加深入地理解和掌握知识。

相信本书能够陪伴广大民众度过无数个春夏秋冬的变换，成为促进民众养成健康生活方式、预防疾病的生活“宝典”。由衷感谢中华医学会科学普及分会候任主任委员、复旦大学医学科普研究所所长董健教授于百忙之中主审全书，提出诸多宝贵的修改指导意见。本书得到了上海市“科技创新行动计划”科普专项（22DZ2304400）课题的支持。最后，由于编写时间紧张及编写队伍水平有限，加之医学探索永无止境，本书难免存在疏漏之处，诚恳希望读者提出宝贵的批评和建议。

余　飞

上海市第十人民医院党委副书记

2023 年 12 月

目 录

一月

有度

一月，新年伊始，人们带着美好的希望与憧憬全新起航。健康是实现这一切的基石，此刻更应将其放在首位，赶紧为自己安排上一份体检大餐，及时掌握自己的身体状况，以便更好地应对新年新挑战。一月亦是佳节聚会较多之时，亲朋好友齐欢聚，高兴之余切记劳逸结合、饮食有度，一起健康地享受节日的欢乐。

就从一月起，首席科普官陪你共同夯实自己的健康基石，奔赴美好新一年！

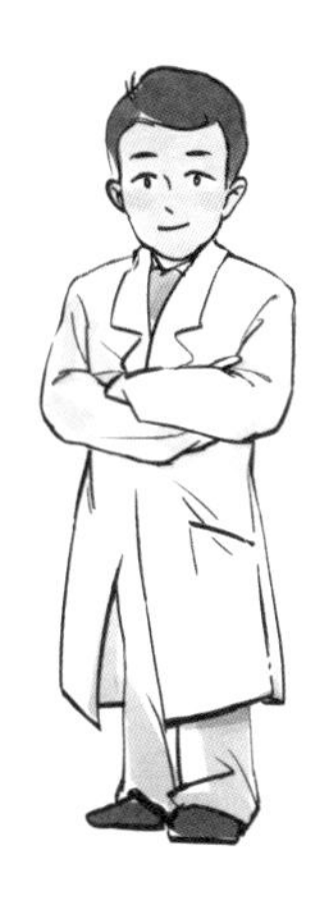

余　飞

甲状腺疾病诊治中心　主任医师

擅长：甲状腺疾病如甲状腺功能亢进症、甲状腺功能减退症、甲状腺结节、甲状腺肿瘤、桥本甲状腺炎、妊娠期甲状腺功能异常等的中西医结合诊疗。

体检指标异常、甲状腺查出结节……哪些需要马上就诊

健康体检科科普官 吴晶心（副主任医师） 范晶炎（主治医师）
超声医学科科普官 彭成忠（主任医师）

定期体检的重要性，近年来已经得到大家的广泛认可。但我们发现，不少人在收到体检报告时，面对晦涩的医学术语与密密麻麻的数字简直是“一头雾水”，如果某项体检指标后面再带有“↑”或“↓”的符号，更会让人紧张不安，刺激度堪比“开盲盒”。

如何正确解读体检报告，不让体检流于形式？接下来，我们手把手教你看懂常见指标的意义。

指标一：血压

收缩压正常值上限为140毫米汞柱，舒张压正常值上限为90毫米汞柱，超过这个标准就可认为血压高于正常。

体检时需注意提前静坐10分钟，保持情绪稳定，此外一次血压增高不能确诊为高血压，确诊需经过至少3次不同日期的血压测量。

一般科室　　　　上海市第十人民医院　体检中心

项目名称	检查结果	单位
血压	142/98	毫米汞柱
脉率	95	次 / 分
身高	175	厘米
体重	94	千克
体质指数	30.69	千克 / 米^2

小结： 血压：142/98 毫米汞柱，血压增高　体质指数：30.69 千克/米^2，体质指数高

医生：　　　检查日期：2022-02-11

健康处方：低盐饮食，适当锻炼，戒烟限酒；应定期监测血压，遵医嘱服用降压药，避免突然停药或减药。

指标二：血糖

血糖检测主要包含空腹血糖和糖化血红蛋白（糖化 HGB）。空腹血糖（8 小时内无糖及任何含糖食物摄入）正常值是 3.9 ~ 6.1 毫摩尔 / 升。当空腹血糖高于正常范围 6.1 毫摩尔 / 升时，称为高血糖。糖化 HGB 反映的是过去 90 天血糖控制的平均水平，用于评价长期血糖的控制情况。

血糖非固定值，受多种因素影响，一次放纵餐、高强度运动或情绪激动都会引起血糖升高，这些情况都属于一过性高血糖，但如果长期处于高血糖状态并不加以控制，最终可能就会戴上糖尿病的帽子。

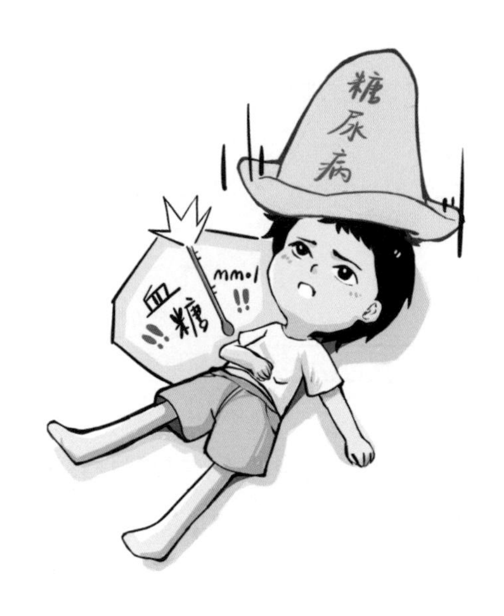

血糖　　上海第十人民医院　体检中心

项目名称	检查结果	单位	参考值	提示
糖化 HGB(HPLC)	6.60	%	3.6 ~ 6.0	↑
葡萄糖	6.54	毫摩尔 / 升	3.9 ~ 6.1	↑

小结： 血糖：糖化 HGB(HPLC) ↑ 6.60%；葡萄糖 ↑ 6.54 毫摩尔 / 升

检查医生：　　检查日期：2022-02-14

健康处方：控制体重，减少糖类及精碳水化合物摄入，内分泌科进一步复诊。

指标三：转氨酶

转氨酶是最直接反映肝细胞正在受伤害的指标，主要关注丙氨酸氨基转移酶 (ALT) 和天门冬氨酸氨基转移酶 (AST)。这两项指标增高明显多见于肝炎、脂肪肝、酒精性肝损害、肝脏肿瘤、使用肝损害药物等情况。

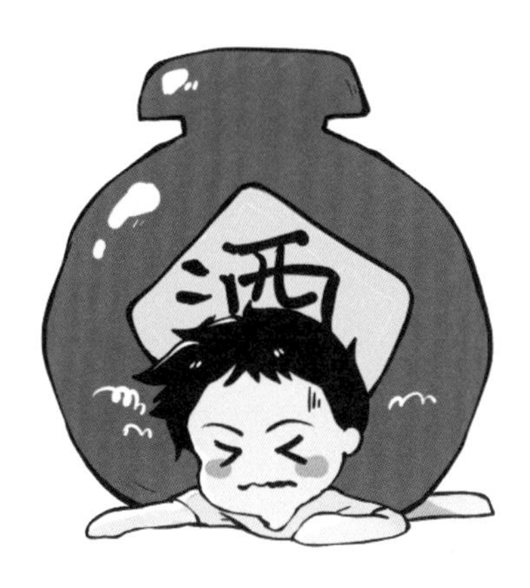

不过有些生理情况下也会出现“假阳性”，需排除大量饮酒、剧烈运动、过度劳累、发热、妊娠等情况。

肝功能　　　　　　　　　　　　上海第十人民医院　体检中心

项目名称	检查结果	单位	参考值	提示
ALT	68.1	单位 / 升	男：9 ~ 50	↑
AST	29.2	单位 / 升	男：15 ~ 40	
AST 线粒体同工酶	14.5	单位 / 升	≤ 18	

小结： 肝功能：ALT ↑ 68.1 单位 / 升

检查医生：　　　　检查日期：2022-02-10

健康处方：避免使用肝脏毒性药物，戒烟限酒，劳逸适度；2 周后门诊复查。

指标四：肿瘤标记物

（1）甲胎蛋白（AFP）：常用于原发性肝癌、消化道肿瘤肝转移的监测。肝癌的诊断标准之一为 AFP ≥ 400 微克/升，乙型肝炎、肝硬化、妊娠或生殖肿瘤亦可出现 AFP 不同程度增高。对于 AFP 低度升高的患者，应结合影像学做动态观察。

（2）癌胚抗原（CEA）是广谱性肿瘤标志物，在肠癌、胃癌、肺癌、乳腺癌中均可升高。临床上主要用于监测胃肠道肿瘤的复发和转移。

（3）糖类抗原 CA153：CA153 是乳腺癌特异性标志物，30%~50% 的乳腺癌患者可见 CA153 指标增高，但乳腺癌早期时 CA153 阳性率低。

健康处方：多数肿瘤标志物特异性、敏感性有限，如仅一次升高无须过于惊慌，建议 1 个月后肿瘤专科就诊，动态监测指标，必要时完善相关影像学检查。

常见术语解释

1. 结节 / 包块

结节是体积比较小的肿物，稍大一些的称为包块，可发生于身体的任何部位。大部分结节属良性，定期随访即可。

需要关注结节 / 包块的硬度、活动度、边界和生长速度。中老年人群体检时如发现结节 / 包块，即使不痛不痒、没有症状，也要引起重视，及时就医治疗。

2. 息肉

息肉是指生长在人体黏膜表面上的赘生物，多属良性，少部分有恶变倾向。例如对于直径 < 10 毫米且无临床症状的胆囊息肉可以定期随访，而息肉直径 > 10 毫米，同时年龄 > 50 岁者，建议尽快就医，可考虑手术治疗。

3. 占位性病变

通常出现在 B 超、CT、MRI 等影像学结果中，占位性病变泛指肿瘤（良性 / 恶性）、寄生虫、结石等，针对不同部位的占位，情况各有不同，建议专科进一步检查。

B 超报告上的甲状腺 TI-RADS 分类代表什么

也有不少人在拿到甲状腺超声报告后发现有结节，诊断意见里有一个 TI-RADS 分类，它透露出哪些信息呢？

TI-RADS 其实是甲状腺影像报告和数据系统（thyroid imaging, reporting and data system）的英文首字母缩写，是依靠甲状腺结节的一些超声特征，对其进行恶性风险度的分级，为临床后续的治疗提供依据的一个评估体系。

根据结节出现的不同特征的累计分值来判断 TI-RADS 的类别，一共分为 6 类结节，其中 4 类结节中又可以进一步细分为 3 个小类：4A、4B、4C，不同的类别代表着结节不同程度的恶性风险（见下表）。

C-TIRADS 分类	分值	恶性率 / %	恶性风险
TIRADS 1	无分值（没有结节）	0	肯定良性
TIRADS 2	−1	0	肯定良性
TIRADS 3	0	<2	基本良性

（续表）

C-TIRADS 分类	分值	恶性率 / %	恶性风险
TIRADS 4	1 ~ 4	2 ~ 90	可疑恶性
TIRADS 4A	1	2 ~ 10	低度可疑恶性
TIRADS 4B	2	10 ~ 50	中度可疑恶性
TIRADS 4C	3 ~ 4	50 ~ 90	高度可疑恶性
TIRADS 5	5	> 90	基本恶性
TIRADS 6	已经穿刺活检证实为恶性结节	100%	肯定恶性

TIRADS 1 类：没有结节

甲状腺内没有结节也就不需要处理结节相关问题，每年定期体检就可以（需要说明的是，没有结节不等于没有甲状腺功能问题，如果血化验提示甲状腺功能有问题的，则按照功能异常进行处理）。

TIRADS 2 类：肯定是良性的结节

处理主要看结节的大小和位置，一般 2 毫米以内的 2 类结节不需要任何处理，每年常规复查甲状腺超声就可以。如果是 2 毫米以上的，或者有引起压迫症状或局部有鼓起一个小包影响美观的，基本上通过超声引导下的消融或硬化等微创治疗就能解决问题。

TIRADS 3 类：基本良性的结节

处理方案基本同 TIRADS 2 类。当然，如果是首次发现 3 类结节的，随访时间可以稍微缩短些，可以半年左右先复查一次，如果半年的复查没问题的话，接下来每年常规复查就可以了。

TIRADS 4 类：可疑恶性的结节

其中 4A、4B、4C 细分类的区别主要在于恶性风险的概率。经常会有患者来问：“我上次是 4A 类，这次变成了 4B 类，是不是毛病有进展了，现在变成恶性了？”其实不是这么回事，不管是4A还是4B，都只是说明一个概率问题，因为超声没办法直接判断良性或恶性，所以只能通过一些超声的特征来说明恶性的风险会更高一些。但对于这个结节来说，无论是4A还是4B，都有可能是良性也有可能是恶性，只要结节的大小、数目没有变化，仅仅是分类的变化，更多的原因是给你做检查的超声医生的判断不一样而已，并不能说明疾病已经进展了。所以大家不必太纠结4A、4B或4C的分类，最重要的是碰到4类结节该怎么处理。一般来说，4类结节首先需要做一个穿刺活检，特别是尺寸在1厘米以上的。如果靠近包膜区域的，则建议0.5厘米以上的也最好能做个穿刺。当然，如果尺寸在0.5厘米以下，即使是4类结节，也可以先不用做穿刺，3~6个月复查就可以。

TIRADS 5类：基本恶性的结节

尽管是基本恶性，但仍然有一定可能是良性的，其处理方案也是同TIRADS 4类，一般都是先穿刺，根据穿刺结果再决定治疗方案。

TIRADS 6类：已经被穿刺明确是恶性的结节

处理方案：如是1厘米以上的恶性结节，首选外科手术治疗；如果是0.5~1厘米的恶性结节，可以选择外科手术或超声引导下的微创消融治疗；如果是0.5厘米以内的恶性结节，可以选择动态观察，也可以选择消融治疗或手术治疗。

需要注意的是，体检报告上的某些指标有异常并非直接等于“有病”，你完全没有必要一看体检报告就担惊受怕。另外，建议你把历年体检报告收集起来，每年进行“连连看”，观察指标的变化，按期复查、进一步检查就诊，让体检真正为你的健康把好关。

吃饭牢记 4 条，新年不再“负重”前行

“四高”人群的饮食经
主讲：老年病科科普官
李瑾（副主任医师）

内分泌代谢科科普官　卜乐（副主任医师）

新年假期对有些人来说真是喜忧参半。过年的喜自不必多说，忧却是来自上涨的体重。众所周知，长期的超重、肥胖对身体的危害很多，可能带来糖尿病、脂肪肝、高脂血症、动脉粥样硬化等肥胖相关代谢性疾病的发生。对于我们亚洲人群来说，体质指数（BMI）① ≥24 千克/米 ^{2} 即可定义为超重/肥胖人群。那么究竟注意些什么，才可以避免肥胖，使减重者能更好地减重呢?

每天记录自己的生活方式

如果你有称重、运动、记录饮食的好习惯，那么千万不要丢；如果没有，新年新气象，就从现在开始每天早晨起床后不吃、不喝、上完厕所后测体重，做好体重、运动、饮食记录。养成记录生活方式的习惯，是督促自己改变生活方式的一个非常行之有效的工具和手段。

① BMI=体重（千克）/身高 ^{2}（米 ^{2}），这一指数是衡量人体是否健康或胖瘦程度的一个指标。我国成年人的 BMI 的正常范围为 18.5~23.9 千克/米 ^{2}，如果低于 18.5 千克/米 ^{2}，则表示体重过低；高于 23.9 千克/米 ^{2}，则意味着超重或肥胖。

吃饭需要牢记 4 条

饮食管理是预防肥胖与实现减重的重要方法之一，建议大家在吃饭的时候牢记 4 条原则，有利于对体重的管理。

第一条，吃饭顺序。先吃蔬菜、喝素汤，再吃肉，最后吃主食。油脂含量高的“荤食”，不仅能满足口腹之欲，也能带来很好的心理满足感，但也非常容易让人失去控制，进食过多油脂而导致热量超标、体重上涨。先吃荤菜填饱了肚子，胃里已经没有太大的余地给蔬菜了，蔬菜吃得不够导致膳食纤维摄入量缺乏，再加上高油饮食结构，给肠道有害菌的繁殖和肥胖相关代谢性疾病的发生提供了“温床”。而米饭、面条等精加工的主食非常容易消化，先吃主食可快速将淀粉分解为葡萄糖，血糖迅速回升，短时间内无法供能利用的一部分葡萄糖，则会优先转化为脂肪。

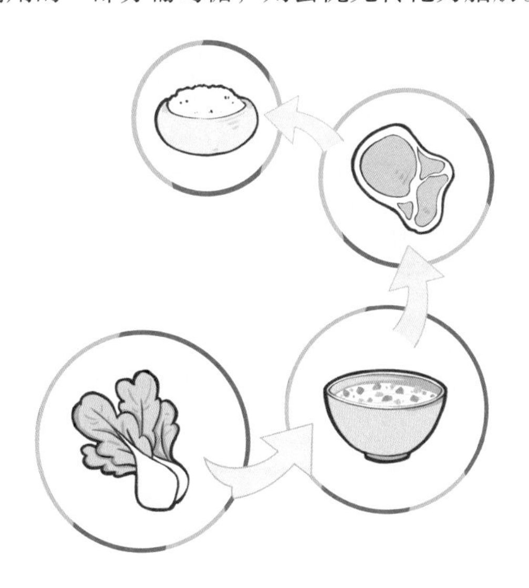

第二条，烹饪方式。多蒸煮、凉拌，煎炒点缀，避免油炸，少吃火锅，做菜尽量少油、少盐、少糖。我们肉眼可见的脂肪摄入就是炒菜的油。《中国居民膳食指南》中推荐每人每日食用油的摄入量为 25~30 克。减重患者宜控制在 20 克左右，相当于平时喝汤用的小白瓷勺两勺的量。“看不见”的油包括前面讲到的大鱼大肉等硬菜以及坚果等零食，也需要尽量避免。

第三条，三餐热量的分配。我们建议早餐吃得好、中餐七分饱、晚餐吃得少，丰盛程度和热量摄入应该为：中餐 > 早餐 > 晚餐。

第四条，控制好做菜的数量。每一顿餐都需要控制好做菜的数量，量出为入，每种菜尽量少烧，需要避免成为行走的剩饭剩菜的“垃圾桶”。

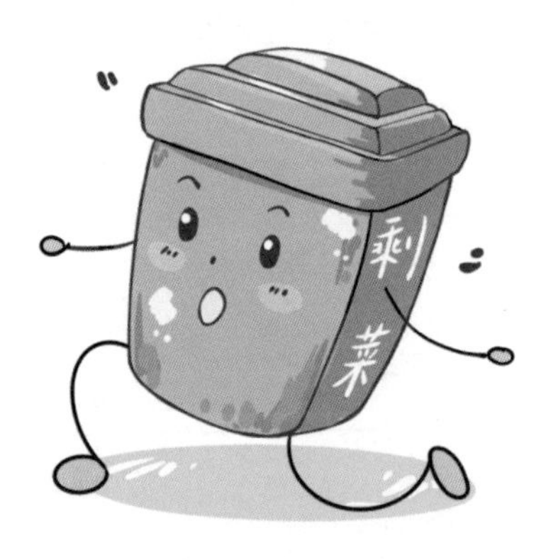

新的一年里，希望大家不再“负重”前行，轻松上阵，健康平安！

喝靓汤能养生？方法不对，反而有害

提升免疫力，你得这么吃
主讲：临床营养科科普官
韩婷（主任医师）

消化内科科普官 赵严（主任医师）

寒冬时节来一碗热汤最是惬意，长期以来我们对煲汤情有独钟，认为汤既美味又有营养，既可以养生也可以养颜。喝汤是我们餐桌上一年四季不可缺少的环节，夏天的绿豆汤、冬天的羊肉汤，长身体要喝骨头汤、下火要喝苦瓜汤、风寒要喝鸡汤……但是汤的营养价值到底在哪儿呢？其实大部分人并不了解，有时候因为喝汤的方式不对，还可能引发健康问题。

只喝鸡汤不吃鸡肉，扔掉 1 只鸡 99% 的营养价值

心灵鸡汤可以让你元气满满，浓浓的鸡汤却营养匮乏。事实上，汤的成分中 99% 都是水，剩下的是少得可怜的氨基酸、无机盐和脂肪。相比之下，肉比汤更富有营养，肉中优质蛋白质含量高，氨基酸种类更丰富。最要命的是，在熬制过程中这些蛋白质几乎不会溶解，如果你只喝了鸡汤扔了鸡肉，等于扔掉了 1 只鸡 99% 的营养价值。看看“肉”和“汤”的营养真相是否会恍然大悟呢？

营养素（每 100 克所含营养素）	鸡肉	鸡汤
能量（千焦）	795	113
蛋白质（克）	20.9	1.3
脂肪（克）	9.5	2.4
维生素 A（国际单位）	209	0
核黄素（毫克）	0.21	0.07
烟酸（毫克）	0.5	0
钙（毫克）	16	2
钠（毫克）	201	251
铁（毫克）	1.9	0.3
锌（毫克）	2.2	0

骨头虽含丰富的钙，但喝骨头汤并不能补钙

骨折了，喝骨头汤促进愈合；孩子长个，喝骨头汤长得更快；老人骨质疏松，喝骨头汤硬化骨质……骨头汤能补钙？骨头中确实含有丰富的钙，但却是以不溶于水的羟磷灰石结晶的形式存在。用 1 千克的骨头炖煮 2 小时，每百毫升的汤中也只有不到 4 毫克的钙，成人每日钙的推荐摄入量是 800 毫克，想靠喝汤来补钙，可能得先喝下 20 升的汤（约等于 40 瓶 500 毫升装的矿泉水）。有些人会说，用压力锅，加长熬汤时间或者加醋，不能增加汤中的钙吗？事实上，这些措施并不能增加骨头中钙的溶解，所以接受现实——我们平时煮的骨头汤并不能起到补钙的作用。

过量食用荤汤，反而不利身体健康

汤中还有3类物质值得注意：嘌呤、脂肪和盐。海鲜、肉类在长时间的熬煮当中，大量的嘌呤溶在了汤中，如果长期大量喝这样的汤，容易导致尿酸过高，诱发痛风。肉里的脂肪也会溶解在汤里，特别是一些卖相很好的乳白色浓厚的汤底，其实就是满满的脂肪，如果无节制地喝下去，真的是越喝越胖。另外，在熬汤时无法很好地控制盐量，无形中摄盐过多也会增加心脑血管疾病的发生风险。

总而言之，汤里的营养物质真的不多，不要再对它有补充营养的执念了。

汤要趁热喝吗

汤要趁热喝，天冷更要喝热汤，这是很多人存有的错误认知。其实过热的汤对人体的口腔、食道、胃黏膜有损伤，长期喝热汤会增加罹患口腔癌、食道癌的风险。因此建议等汤稍凉，不烫嘴了再喝，这样比较健康。

喝汤有利于消化吗

我们喜欢把汤放在正餐的最后，认为吃饱后喝汤有利于消化，俗语“原汤化原食”。但吃饱了再喝汤等于增加额外营养，易造成肥胖，真正应该牢记的俗语是“饭后喝汤，加快肥胖”。比较科学的是餐前喝汤，这样更容易产生饱腹感，减少进食量，避免营养过剩，“饭前喝汤，保持苗条”，但也要谨记喝汤并不是越多越好，短时间内摄入大量汤会冲淡胃液，影响食物的消化吸收。

还有很多人喜欢用汤泡饭，汤汁和饭混合在一起，吃起来更加美味，而且也容易咀嚼。但汤泡饭没有经过充分咀嚼就被汤水带入肠胃中，唾液分泌得少，胃没有收到刺激信号，分泌的胃液也少，饭和汤水混在一起会稀释胃酸，影响消化吸收，时间长了会导致胃动力不足，引发胃病。

如何健康喝汤

当然仅用蛋白质、钙、铁等含量来比较汤与肉的价值，也确实有些冤枉“汤”了。其实，汤的价值关键在于“在适宜的时候喝”。

下列情况下喝汤还是有益的，如：体质虚弱、消化差、没食欲。营养不良，大病初愈，适宜吃肉喝汤！所以不管是汤还是肉，都是生活中的主食，不可偏废，均衡食用才能对身体大有益处。

更健康的喝汤方法也建议做到以下 4 点。

1. 食材焯水

熬汤前，可将肉类、蔬菜用沸水提前焯一下，1~2 分钟，以减少嘌呤、脂肪和草酸含量。烹制过程中少放盐、鸡精、味精等调味品。

2. 把握煲汤时间

汤汁中的营养并不会随着煲汤时间的延长而增加，长时间的煲煮，会破坏一些营养素，所以最好控制在 2 小时以内。

3. 饭前喝汤

饭前喝汤，控制饭量。

4. 慢慢享受

喝汤速度不要过快，不要大量饮用过烫的热汤。

家庭小药箱
如何科学配备与管理

药学部科普官 陆文杰（主管药师）

为了减少出门次数，一些慢性病患者一次会配几个月的药物。另外很多家庭平日就会自备一些常用药，以备应急之用。但你知道吗？不适宜的储存条件会加速药品变质，不仅使药物失去原有疗效，甚至可能产生一些其他物质，导致服药后不良反应发生。下面就教你一些药物科学配备与管理的方法。

家庭小药箱如何管理

家庭小药箱的管理原则：固定位置，储存适宜，定期整理。

1．固定位置

小药箱的位置最好能固定，比如放在某个抽屉里或者放在柜子的某个角落里，并且要让所有的家庭成员都知晓小药箱的位置。一旦有人需要的时候，能够及时获取药品。但是有些地方不适宜存放小药箱，比如最底层的抽屉，可能导致儿童好奇误拿；厨房或阳台，由于温度过高，容易使药品变质。有些小药箱可以单独设置、分开放置，比如老年人急救的药品可以固定放在床头；儿童的小药箱和成人分开；外用药和内服药分开。

2. 储存适宜

药品的基本储存条件是干燥、低温、避光。在药品说明书上，对于药品的储存会有不同的表述方式，这些术语具体指的是什么样的环境呢?

- 常温保存：10~30℃；
- 阴凉处保存：不超过 20℃——这类药物比较多，比如格列美脲、奥美拉唑等。当夏天气温较高时，要注意调整药品的储存处，比如放在空调房中；
- 冷藏保存：2~10℃，一般置于冰箱冷藏室中——如益生菌类药物、胰岛素以及受热后容易变形的各种栓剂等；
- 遮光/避光保存：用不透光的容器比如棕色瓶子包装，置于暗处——如维生素 C、硝酸甘油等；
- 密闭/密封保存：瓶口封严，防止风化、吸潮、挥发物、尘土或异物进入——如美托洛尔、维生素 C。

储存的常见误区如下。

误区一：药物从铝箔中剥出全放进瓶子或小药盒里

有人嫌一板一板的药物太占地方，喜欢把这些药物全部先从铝箔中剥出来，放进瓶子或小药盒里，方便携带，其实这种做法是错误的。每一种药物的包装都是经过精心设计的，是为了能够更好地避免药物受到空气、湿气、阳光等影响引起变质。比如美托洛尔很容易受潮变质，从铝箔中剥出来几天后，药效就大打折扣；孟鲁司特见光易失效，如果从遮光铝箔中剥出，很快便失去了疗效。

大家可以将药品连包装一起剪下来后再放入小药盒，但要注意在包装上注明日期哦。

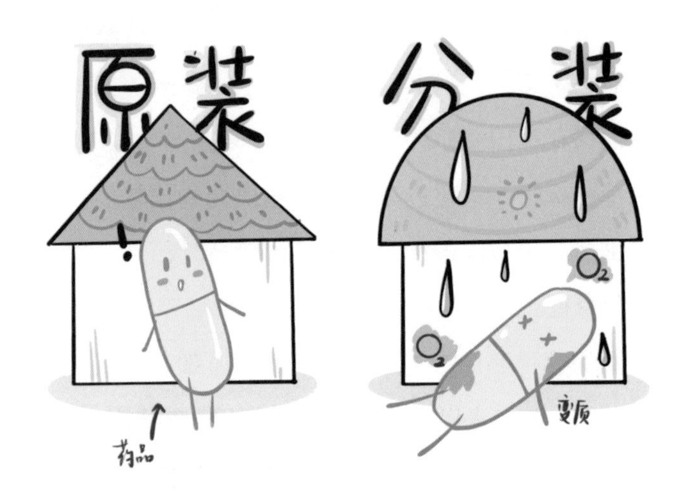

误区二：药物放在冰箱里不容易变质

有人觉得所有的药物都应该放在冰箱里，这样不容易变质，其实不然。一般来说，胰岛素、活菌制剂、滴眼液等需要放冰箱冷藏保存。但由于冰箱湿度大、温度低，片剂、胶囊剂、散剂等放置在冰箱里反而容易受潮变质，糖浆剂及乳膏剂等放置在冰箱里，容易析出结晶或水油分离。所以我们一定要根据药品说明书储存药品。

3. 定期整理

家庭小药箱药品配备一般不宜过多，每种药品一般配备 1~2 盒（瓶、袋）即可，慢性病治疗期间，可适当加量，但也不宜过多，以免变质失效。

平时应每 3~6 个月进行一次检查，主要是查看药物的有效期，以便及时更新。值得注意的是，有效期不等于拆封后的使用效期，比如滴眼液、眼膏剂等眼用制剂拆封后的使用期限最多不超过4周。过期药品一定不能再使用，否则不仅影响疗效，还可能导致不良反应。

平日里家庭小药箱应该如何配备呢

家庭小药箱的组成应该包括一些基本器材、基本药品和个性化药品。

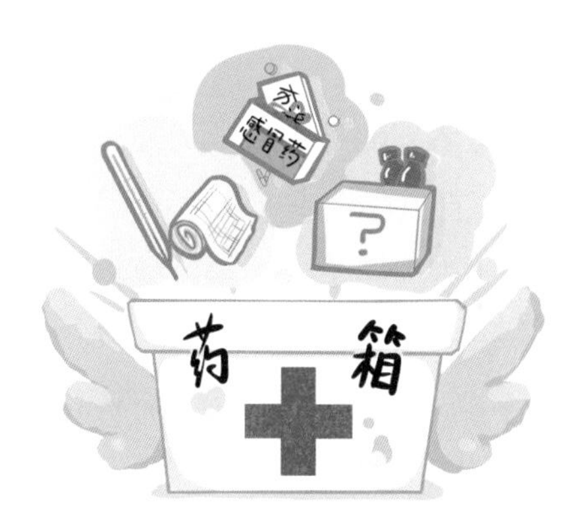

1. 基本器材

包括体温计、伤口处理的器材（纱布、绷带、创可贴、酒精棉球、聚维酮碘）、血压计。

2. 基本药品

包括针对头痛、发热、腹泻、消化不良的药物，要注意选择较安全、用法简单的药物，并且尽量做到少而精，详细可见下表：

类别	药品
感冒药	酚麻美敏片、复方盐酸伪麻黄碱缓释胶囊、连花清瘟、正柴胡
解热镇痛药	布洛芬、对乙酰氨基酚
止泻药	小檗碱（黄连素）、蒙脱石散
助消化药	复方消化酶、健胃消食片

3. 个性化药物

另外，家庭小药箱配备最关键的一点，是根据家庭成员组成及个人健康情况，进行个性化的配备。例如：

- 家有高血压、冠心病的老人，除了配备常用降压药、冠心病药物外，要配备硝苯地平普通片、硝酸甘油片等；
- 家有糖尿病患者，除配备降糖药外，要配备葡萄糖，防止致命低血糖不良反应发生；
- 家有哮喘病患者，一定要配备短效扩张支气管气雾剂，如沙丁胺醇气雾剂；
- 容易过敏的人要配备氯雷他定、西替利嗪、依巴斯汀等常用抗过敏药物；
- 家有儿童，需要格外注意选择儿童可用的药品，尽量单独为儿童设置一个药箱，避免混入儿童禁用药品。儿童可用的基本药品有：解热镇痛药——布洛芬、对乙酰氨基酚；止泻药——蒙脱石散。禁用成人感冒药，禁用氨基糖苷类及喹诺酮类抗菌药物。

家庭小药箱是我们的居家必备好物，但是科学的配备及管理才能够使家庭小药箱发挥更大的作用。最后，希望大家都能身体健康！

二月 保暖

不知细叶谁裁出，二月春风似剪刀。二月是草长莺飞的季节，也是百草萌芽、百病易发的月份，春季的气温、气压、气流、水汽湿度等气象要素变化多端，影响人体免疫功能，导致人体产生各种不适。所以本月适合和我们首席科普官“跟着节气学养生”；二月逢年过节，异地夫妻难得此时相聚，“生育力的评估与保养”显得格外重要；现代人对健康的重视程度也越来越高，本月帮你解读令人“忧心忡忡”的肿瘤指标，及时将疾病遏制在萌芽阶段；最后，和大家聊一聊一种容易误诊的罕见病，让首席科普官们为你的健康保驾护航！

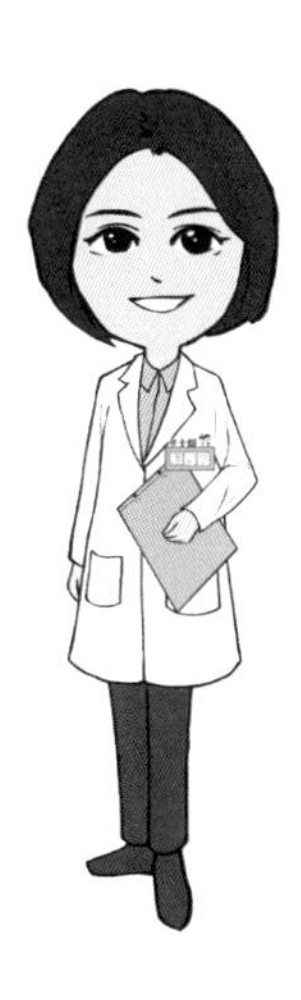

张　頔

生殖医学中心　主治医师

擅长：试管婴儿辅助生殖技术及妇科不孕相关疾病的诊断与治疗，如月经失调、多囊卵巢综合征、卵巢早衰等。

跟着节气学养生，快来收藏食疗方

舌尖上的养生 · 冬季
主讲：中医科科普官
刘珺（副主任医师）

中医科科普官　颜琼枝（主治医师）

“二十四节气”蕴含着中国古人的智慧，顺应节气养生，也能让身体持续保持健康状态。就让我们一起先了解下如何顺应春季的 6 个节气“立春、雨水、惊蛰、春分、清明、谷雨”来养生。

立春

立春标志着春季的开始，是一年二十四个节气中的第一个。此时气温逐渐升高，冰冻开始融解，天下万物包括人体在内，经过冬三月的蛰藏之后，阳气开始上升，使人感到一种万象更新的气息。立春时节养生要顺应春天阳气升发、万物始生的特点，按自然界属性，春属木，与肝相应，所以春季养生尤其要注意护肝，而护肝首先要从心情着手，要忌暴怒，忌心情忧郁，要做到心胸开阔，乐观向上。通过适当的调摄，可以使阳气得以宣达，代谢功能得以顺畅运行。

食疗方：枸杞粥

原料：枸杞 15~20 克，糯米 50 克，白砂糖适量。

制作：先将枸杞除去杂质洗干净，与糯米同入砂锅内，加水 500 毫升左右，用文火熬煮至米开花，汤稠有油时即停火，焖 5 分钟后再放入白糖搅匀即可。

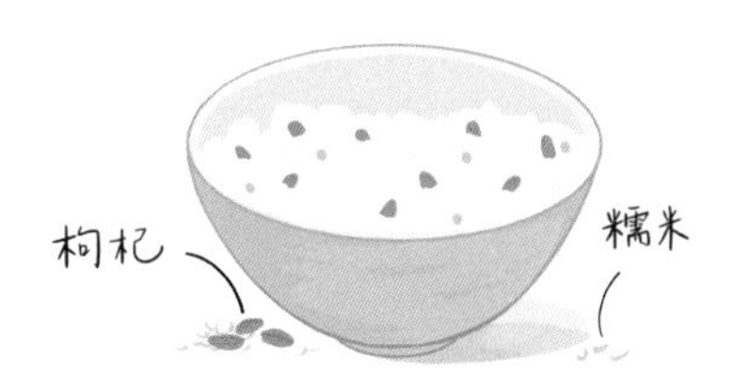

用法：每日早、晚温热服食。

功效：补血明目、滋补肝肾。

应用：肝肾阴血亏虚所致的头昏眼花、视力减退、目眩昏暗、腰膝酸软等。

注意：感冒时经常胸闷、腹胀、腹泻者不宜服食。

雨水

雨水是春季的第二个节气，虽然多数地区气候开始回暖，但还会受到寒气的影响，会有“倒春寒”的情况出现，雨水也渐多。针对其独特的气候特点，注意不要过多地吃寒冷的食物或是喝凉茶，可适当吃一些健脾除湿的食物，如莲子、山药、大枣等。

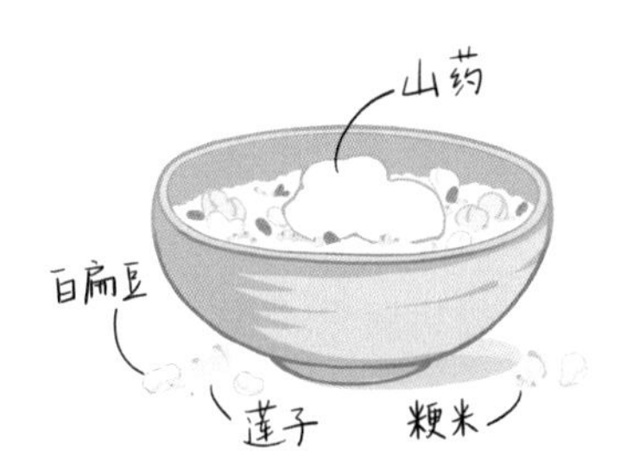

食疗方：扁豆山药莲子粥

原料：白扁豆15克，山药15克，莲子15克，粳米50克。

制作：以上原料加水共煮成粥。

用法：每日温热服食。

功效：益气生津、健脾化湿。

应用：脾气亏虚所致的神疲乏力、食欲不振、腹泻等。

注意：扁豆一定要煮熟后食用，外感热盛者不宜服食。

惊蛰

惊蛰节气到来，气温变化较大，会出现雷雨或连续阴雨，也是传染病多发的时期。要预防季节性传染病的发生，在日常饮食中应注意食物品种的多样化，以保证人体有丰富而多样的营养供给。也可以适当选用一些补品以提高人体的免疫功能，如枸杞、银耳、鸭肉、海参等，燥烈辛辣之品应少吃。

食疗方：木耳粥

原料：白木耳5~10克，大枣3~5枚，糯米50克，冰糖适量。

制作：先将白木耳用清水浸泡3~4小时。糯米与大枣同入砂锅先煮粥，待煮沸数分钟后，再加入白木耳、冰糖，文火熬至米花汤稠即成。

用法：每日晨起空腹温热服食。

功效：滋阴润肺、生津养胃、益气止血、补脑强心。

应用：肺阴亏虚所致的干咳少痰、痰中带血、咽喉干痒、声音嘶哑、鼻干出血者；胃阴津亏虚所致的胃脘灼热隐痛、饥而不欲食、口干口渴、痔疮出血，以及血管硬化、高血压等。

注意：感冒时及发热口渴、舌红苔黄、大便干结、小便黄属实热症者，均不宜服。

春分

春分节气平分了昼夜、寒暑，所以在养生保健时应注意保持人体的阴阳平衡状态。春分时节万物新生，人们可以晚点睡，早点起，多外出散步，使心情舒畅，赏心怡情。饮食上忌偏热或偏寒，如烹调鱼、虾、蟹等寒性食物时，应佐以葱、姜、酒、醋等温性调料，以防菜肴性寒偏凉，食后有损脾胃。

食疗方：猪肝枸杞鸡蛋汤

原料：鲜猪肝 150 克，枸杞子 20 克，鸡蛋 1 个，生姜、味精、精盐各适量。

制作：将猪肝洗净，切成片，枸杞子、生姜分别洗干净，姜切碎备用。将锅内水烧开，放入少量姜、精盐，先煮枸杞子，约 10 分钟后，下入猪肝片，待水再开时，放入搅散的鸡蛋，调入味精即成。

用法：佐餐食用，适量。

功效：补血养肝明目。

应用：肝血亏虚所致的头晕头痛、眼花干涩、视物模糊、视力下降、迎风流泪，以及夜盲症、贫血属肝血虚者。

清明

多雨是清明节气的特有现象，气温会随着降雨而降低，但气温的大趋势是在不断升高。清明养生中应以调和阴阳、扶助正气为大法。情志方面应保持心情舒畅，活动上可选择动作柔和、动中有静的运动，如太极拳；饮食调摄方面须定时定量，不宜暴饮暴食。形体肥胖者需减少甜食，限制热量摄入，多食瓜果、蔬菜。

食疗方：荠菜粥

原料：新鲜荠菜 250 克（或干荠菜 90 克），粳米 50~100 克。

制作：将荠菜洗干净切碎，与粳米同入砂锅内，加水 500~800 毫升，文火煮粥。

用法：每日早、晚餐温热服食。

功效：益气健脾、养肝明目、止血利水。

应用：脾胃气虚所致的形体瘦弱、肢体水肿、乳糜尿；肝阴血亏虚所致的头昏眼花、视物模糊及肺胃出血、流产出血、月经过多、大便出血、眼底出血、血友病、慢性肾炎水肿等。

注意：荠菜质软易烂，不宜久煮。

谷雨

谷雨是春季的最后一个节气，谷雨节气的气温虽以晴暖为主，但早晚仍时冷时热，降雨也增多，空气中湿度逐渐增大，更要注意避免染病。过了谷雨意味着春季即将过去。按照中医“春养肝”

的观点，要抓紧时机调理肝血，此时养生重点在于养肝清肝，滋养明目。

食疗方：猪肝粳米粥

原料：猪肝 100~150 克，粳米 100 克，细葱 3 根，生姜 3 片，食盐适量。

制作：将猪肝洗干净，切成小块，与粳米同入砂锅，加水 700 毫升左右，以文火煮粥；将细葱、生姜切碎，待猪肝熟透，粥稠将熟时，加入葱、姜、食盐，搅匀稍煮片刻即可。

用法：每日早、晚温热服食。

功效：补血、益肝、明目。

应用：肝血亏虚所致的目昏眼花、视物模糊、视力减退、两目干涩、迎风流泪，以及贫血、慢性肝炎、夜盲症等而属肝血虚者。

注意：猪肝要取健康猪之新鲜者，粥需现煮现吃，不宜放置过久。

肿瘤标志物升高，就是患癌了吗

肿瘤科科普官　袁敏（副主任医师）

随着人们防癌意识的增强，越来越多的人在健康体检时会进行肿瘤标志物的检查。有的人一看到肿瘤标志物增高就开始紧张和恐惧，认为自己患了癌症，其实并非如此。那么对于肿瘤标志物的升高，该如何看待、怎么应对呢?

需要关注的几类肿瘤标志物

肿瘤标志物是指特征性存在于恶性肿瘤细胞，或由恶性肿瘤细胞异常产生的物质，或是人体对肿瘤的刺激反应而产生的物质，是能反映肿瘤的发生、发展，并能帮助监测肿瘤对治疗反应的一类物质。虽然其对肿瘤的诊断、评价疗效以及监测复发等具有一定的价值，但并不是唯一指标。下表为需要关注的几类肿瘤标志物。

不同的肿瘤标志物升高可能与不同的肿瘤有关联性。值得注意的是，同一种肿瘤或不同类型的肿瘤可有一种或几种肿瘤标志物的异常。为提高它们的辅助诊断价值，医生会推荐进行联合检测，联合检测的指标需要有专业临床经验的肿瘤医生科学的分析和严格筛选。

肿瘤标志物	相关癌症
甲胎蛋白 (AFP)	原发性肝癌
癌胚抗原 (CEA)	结直肠癌、胃癌、胰腺癌、肺癌
糖类抗原（CA125）	宫颈癌、乳腺癌、胰腺癌、胃癌、肺癌、结直肠癌
糖类抗原（CA153）	乳腺癌、肺癌、结直肠癌
糖类抗原（CA199）	胰腺癌、胃癌、结直肠癌、胆囊癌
糖类抗原（CA211）	非小细胞肺癌
糖类抗原（CA242）	胰腺癌、结直肠癌
糖类抗原（CA724）	胃癌、结直肠癌、胰腺癌
糖类抗原（CA50）	胰腺癌、胆囊癌
神经烯醇化酶 (NSE)	小细胞肺癌、神经母细胞瘤
鳞状细胞癌抗原 (SCC)	宫颈癌、肺鳞状细胞癌、食管癌、头颈部肿瘤
前列腺特异抗原 (PSA)	前列腺癌

1. 肿瘤标志物升高就是得癌了吗

别怕！肿瘤标志物升高不一定是得了癌，两者之间绝不是画等号的关系。

比如 CA199 在胰腺炎、肝炎、肝硬化、胆囊炎、胆道炎、肺炎、肺结核、胸膜炎、自体免疫性疾病等诸多良性疾病中，也可能增高。再比如 CA125 这种常见于妇科癌症（如卵巢癌、子宫癌）中的肿瘤标志物，在良性的子宫肌瘤、子宫内膜异位症等常见妇科疾病患者中，指标也可能升高。

此外，升高值比正常值高了多少也是需要考虑的因素之一，如果只是比正常值高出一点点，往往并不能说明什么问题。

2. 发现肿瘤标志物升高后怎么做

我们应配合医生做好病史回顾，积极查清原因，重点关注自身是否存在不良的生活习惯、是否存在长期的慢性炎症急性发作情况；如果存在，应予以及时有效的健康干预措施。一些肿瘤标志物轻微异常的情况，经过纠正后是有可能逆转的。

对于一些高危人群，如有乳腺癌或结肠癌家族史、幽门螺杆菌感染史、有毒有害物质接触史的，以及长期吸烟、饮酒者可再积极检查。复查的时限一般建议待健康生活方式调整完毕，或者抗炎治疗结束后 1 个月再次复查。如多次复查均进行性升高，则无论有无危险因素，都应深入地进行影像学检查。

总之，筛查肿瘤的方法也非常多，我们不能仅关注肿瘤标志物的水平，最重要的癌症预防方式，是保持健康的生活，远离不良的生活习惯。

生育力下降不仅影响生育，也是疾病的早期预警

生殖健康，好“孕”一生
主讲：生殖医学中心科普官
张頔（主治医师）

生殖医学中心科普官 杨志勇（主治医师）

多年来，大众对生育力存在一定误解：认为生育力仅仅是指生育孩子的能力。其实不然。近些年发现，生育力下降也是某些疾病的早期预警，与健康状态密切相关。因此我们应该重视生育力变化的提醒价值，争取在疾病发生前阻断其发生或疾病发生后尽早诊断、及时治疗，从而获得良好的健康状态。

生育力为何下降了

生育力是生命具备的一种高级生理能力，负责繁衍健康后代，因此需要身体不同器官、不同系统在时空层面高度协调、准确运作，才能发挥作用。比如，良好的生育能力高度依赖于生殖系统、内分泌与代谢系统、神经系统、免疫系统等。这些系统或器官的功能发生障碍，生育力就会受到影响。

当然，导致生育力下降的因素还有年龄，这在女性中尤为突出。女性生育力的衰老速度远远超过男性，一般在35岁之后会出现断崖式的下跌，并终止于绝经。

而不良的饮食结构与生活习惯、持久的环境毒物接触、持续

的精神压力与负面情绪对男性和女性生育力的影响效应是相同的，共同加剧了生育力的损害。目前需要引起我们关注的还有工业化后环境残存农药、过度使用塑料用品、接触增塑剂、频繁使用的化妆品中的防腐剂等情况，越来越多的研究揭示它们在引起生育力下降中有很大的作用。同时，这些因素也是衰老、健康损害、疾病发生、肿瘤诱发的助推器。

哪些疾病早期就会造成生育力下降

一些疾病发生的早期阶段，就会引起生育力下降，所以不能忽视它的疾病预警价值。比如：

甲状腺功能减退症 女性甲状腺功能减退症患者，在典型症状出现前，生育力已经提前出现改变，表现为月经不规则，排卵不规律，频发自然流产等生育力受损的情况。

糖尿病 糖尿病患者在早期糖耐量受损阶段即出现生育力下降的情况，但这个阶段病情还没有进展成糖尿病，因此没有临床症状。相反，生育力不仅是身体代谢异常的早期预警，同时还可以反映代谢性疾病的治疗效果，比如男性糖尿病患者，病情控制的情况直接与男性精子的活力密切相关。

垂体肿瘤 垂体肿瘤患者早期由于肿瘤不产生压迫因此并不会出现临床症状，但是由于大脑垂体是控制性腺活动的最高中枢，因此细微的功能变化就会导致性腺罢工，表现为排卵障碍或者生精异常。

先天性染色体异常 对于先天性染色体异常的患者，由于嵌合型的存在，他们在性成熟后短期具有与常人一般的生育力，但仅仅数年后生育力会出现迅速的下降，生育能力多数停留在30岁之前，如特纳综合征嵌合体、克氏征嵌合体、Y染色体微缺失等。这类患者由于没有典型的临床表现，很难发现自身染色体异常，目前医学界对这类患者长期寿命的研究有限，需要密切关注这类患者长期的健康稳定状态。同时对于发现染色体异常、处于生育力早衰的高风险患者，应该及时采取生育力保存，以免错失“转瞬即逝”的生育窗。

痛经 对于一些常见的慢性疾病，它们也在悄悄地蚕食生育力。“痛经”是女性生理期常见的症状，但是掩盖在这种症状下的一种称作“子宫内膜异位症”的疾病，却逐渐损害着女性的生育力。这种在青春期发病、在生育期产生不良后果的顽疾容易被父母们忽视，等到女儿成年后才恍然大悟，由于耽误了治疗而追悔莫及。因此，对于罹患这类疾病的患者，动态监测生育力的变化非常有意义。

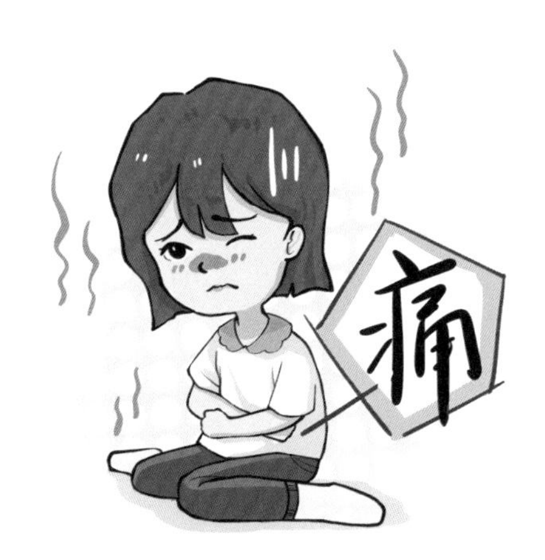

如何知道我们的生育力下降呢

这当然不可能使用“尝试受孕”的方法来验证生育力的变化，但使用一些临床检查可以间接评估生育力的变化。比如：对于男性来说，生育力的核心是精子质量，通过评估精液常规即可了解男性生育力的强弱。而相对于男性，女性的生育力评估就复杂得多，不仅要考虑到年龄对女性卵巢功能的影响，而且还要了解输卵管是否通畅、子宫是否发生器质性病变、内分泌调节是否正常、是否存在免疫排斥等情况。因此，每年进行专业、翔实的生育力评估，在了解到生育力发生明显变化时，合理地安排生育计划和排查潜在疾病是极其必要的。

总之，生育力不仅肩负着生育重任，同时还是身体健康情况的晴雨表，在很多疾病发病前，敏感的生育力已经发生了变化，因此我们需要重新认识生育力，并且要保护好它。

痤疮、关节痛反复发作，当心一种罕见病

核医学科科普官 马超（主任医师）

痤疮、关节痛不罕见，但是有一种罕见病却有这两种表现，易被患者误认为是皮肤病或者骨关节病，这种病被称为“SAPHO综合征”。我们带你一起了解这类罕见病。

什么是 SAPHO 综合征

SAPHO 综合征指滑膜炎（synovitis）、痤疮（acne）、脓疱病（pustulosis）、骨肥厚（hyperostosis）与骨髓炎（osteomyelitis）的综合征，主要累及骨关节（前胸壁和脊柱）及皮肤的慢性疾病。患者中有骨髓炎表现的最多，为 91%；有皮肤病变表现的为 84%；有关节炎表现的为 34%。

SAPHO 综合征发病率约为 1/10000，女性多于男性，中青年多发，疼痛症状往往较重，给患者造成极大困扰。

1. 受累骨关节表现

主要表现：①疼痛及压痛；②软组织红肿热；③活动受限；④跛行；⑤晨僵；⑥龋齿、张口困难。

2. 皮肤病表现

主要表现：①脓疱疮；②严重痤疮；③其他：寻常型银屑病、坏疽性脓皮病等。

如何确诊与治疗

核医学的骨扫描是诊断 SAPOH 综合征的首选方法，在影像上可见典型特征：牛头征或飞燕征。同时可对其进行分型，主要为胸锁关节型、肋骨型和脊柱型、混合型，肋骨型临床表现轻，脊柱型最重。

目前该综合征尚无法根治，但是运用核医学的 ^{99}Tc-MDP（云克）靶向治疗 SAPHO 综合征，可以促进骨髓炎修复并改善骨痛，从而提高患者的生活质量，减少发作次数。

三月 和缓

三月，是万物生长的时节，“惊蛰”春雷始鸣，万物复苏，“春分”春雨连绵，春耕正忙。随着三月的到来，春暖花开，人们的户外活动逐渐增加，是舒筋动骨的好时候。人体的血液循环加快，新陈代谢旺盛，人们需要更多的营养来适应身体活动的增加。同时由于气温变化较快，冷暖交替，也是细菌、病毒活跃，容易发生流感等季节性疾病的时候。人们应清淡饮食，增加蛋白质摄入，适时增减衣物，适应温度变化，秉持以恬静愉悦的心态，乐观向上，迎接春天的到来。

三月国际爱耳日、国际人乳头瘤病毒（HPV）知晓日、全国爱肝日等卫生健康日来临，首席科普官将继续陪伴大家关注健康，追求健康，拥有健康！

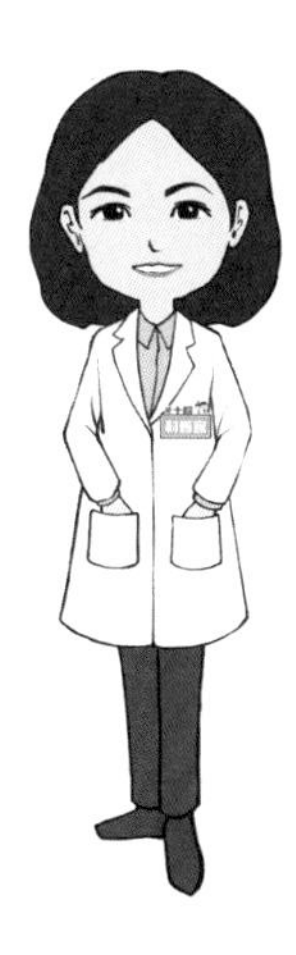

刘　洁

妇产科　副主任医师

擅长：子宫肌瘤、子宫腺肌症、卵巢囊肿、子宫颈癌、子宫内膜癌、卵巢癌等妇科疾病的微创手术和综合治疗。

警惕耳机成为听力“杀手”

耳鼻咽喉科科普官　孙靖雯（主治医师）

牢记“60-60-60”原则，护好听力
主讲：耳鼻咽喉科科普官
孙靖雯（主治医师）

你或你身边的亲朋好友有没有这种习惯：上下班路上戴耳机听音乐、听小说、看视频；跑步、健身时戴耳机听音乐；睡觉前戴着耳机然后不知不觉睡着了；因工作需要长期长时间佩戴耳机打电话……

戴耳机已经是当下十分常见的现象和习惯，然而在公共交通等嘈杂的环境下我们会不自觉地提高耳机音量，或者因沉迷于视频和游戏而长时间佩戴耳机，这些不恰当的戴耳机方式正在悄然损伤我们的听力。

戴耳机为何对听力具有杀伤力

2021 年世界卫生组织（WHO）发布的《世界听力报告》指出，目前全球 1/5 的人存在听力受损，影响全球超过 15 亿人，预计到 2050 年，全球近 1/4 的人口（25 亿人）将有不同程度的听力受损。耳聋已不单单常见于老年人，越来越多的年轻人正因为不恰当使用音频设备而出现噪声性耳聋。

近距离、长期、高强度的噪声暴露不仅会使我们的耳蜗毛细胞受损，还会累及其他听觉传导的结构，导致耳鸣、听力下降等。

然而耳蜗毛细胞的数量是固定的，无法再生，一旦细胞死亡，听力损害将是永久性的、不可逆转的。

“60-60-60”原则护好听力

无论戴何种耳机，我们都要记住一条“60-60-60”原则，即音量不要超过总音量的 60%，每次听的时间不要超过 60 分钟，外界声音最好不超过 60 分贝。选好耳机、用好耳机，在享受生活的同时保护我们的听力。

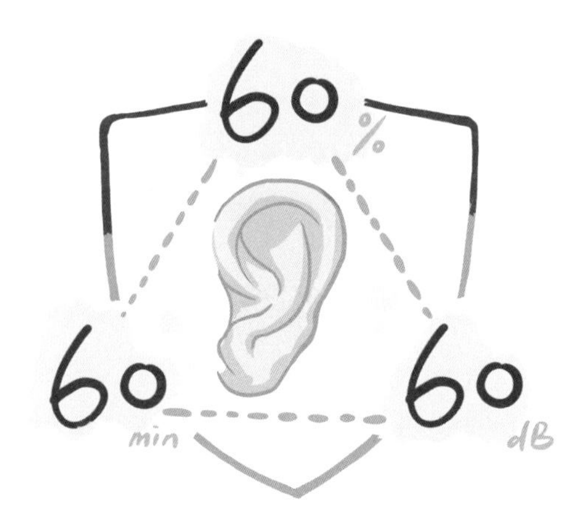

如何选择适合的耳机避免听力损伤

不同的耳机有不同的传导方式，前文提到佩戴耳机会有损伤听力的风险，那么正确地选择以及佩戴耳机则可以更大程度地保护我们的双耳。

耳罩式耳机：日常使用中更加推荐耳罩式耳机，一方面可以罩住耳郭防止噪声进入，另一方面耳机传出的声音距离鼓膜更远、对耳蜗的刺激更小，因此更加安全。

入耳式耳机：特别是带有耳塞的情况下，耳道内形成一个密闭的空间，容易使耳道发炎，造成耳朵痒、潮湿、疼痛等。此外，由于声音更集中地传递到鼓膜，进而对于耳蜗毛细胞的刺激也会越大。

降噪耳机：在噪声大的环境下比如乘坐公共交通时或者人声嘈杂的公共场所是不建议戴耳机的，因为我们势必会提高音量，增加损伤听力的风险。这时候建议使用降噪耳机，即可以降低噪音的一种耳机。目前降噪耳机分为主动降噪和被动降噪耳机。主动降噪耳机指的是通过降噪系统产生与外界噪声相等的反向声波，将噪声中和，从而实现降噪的效果。被动降噪耳机主要通过包围耳朵形成封闭空间，或者采用硅胶耳塞等隔音材料来阻挡外界噪声。可见降噪耳机可以帮助我们以更低的音量听清声音，对耳朵是一种保护。

骨传导耳机：这是近年来受到健身人士喜爱的耳机。骨头传导声音听起来似乎很神奇，其实是声波不通过耳道而经过颅骨传递到耳蜗和听神经，因此和其他耳机一样，对耳蜗仍然是有刺激的。它最大的好处是通过骨传导听到耳机声音的同时，耳朵仍然在接收外界的声音，因此户外锻炼的时候可以避免听不到警示声发生意外，以及适合那些中耳、耳道有感染比如肿痛、流脓的情况。

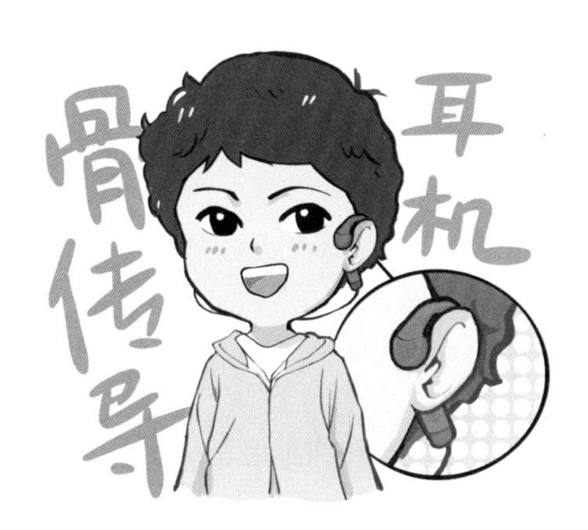

世界卫生组织发布的 7 条“安全聆听”建议

- 每周使用耳机不超过 40 小时，并尽量将音量保持在 80 分贝以内；
- 在舞厅、酒吧、体育赛场等嘈杂场所佩戴耳塞以隔绝噪声；
- 在乘坐公共交通等嘈杂环境中使用降噪耳机，减少提高音量；
- 监控自己使用耳机的时间和音量范围；
- 限制个人音频的日常使用；
- 限制在嘈杂场所的活动时间并与响亮的声源保持距离，比如到安静的地方让耳朵短暂休息；
- 假如长期暴露于噪声则需定期进行听力检查，及早发现听力损伤。

威胁女性健康的三大杀手不可不防

远离女性健康三大杀手
主讲：妇产科科普官
刘洁（副主任医师）

妇产科科普官　刘洁（副主任医师）

子宫内膜癌、子宫颈癌和卵巢癌是威胁女性健康的三大杀手，尤其是卵巢癌一旦发现往往病程已经进入较晚的阶段。因此对这3类妇科肿瘤早发现、早诊断、早治疗，成为守护女性健康的关键。

那么该从哪些方面着手，才能远离这3个“红颜杀手”呢？

子宫内膜癌

（1）重视绝经后阴道流血；

（2）重视绝经过渡期月经紊乱；

（3）正确掌握雌激素应用指征及方法；

（4）对高危人群（如肥胖、不育、绝经延迟、长期应用雌激素及他莫昔芬等）应密切随访或监测，加强对遗传性林奇综合征妇女的监测。

宫颈癌

（1）重视一级预防：接种HPV疫苗；

（2）重视二级预防：30 岁以上的女性建议宫颈癌筛查；

（3）自尊自爱，不吸毒、不吸烟、不酗酒；

（4）注意性生活、月经期的卫生；

（5）选择纯棉透气的内裤；

（6）避免肥胖，远离高脂、高热量饮食，多食蔬菜、水果。

卵巢癌

（1）定期普查，建议 35 岁以上，尤其是绝经后妇女，每半年作妇科检查或超声检查一次；

（2）如有妇科恶性肿瘤家族史、青春期前后患过风疹、患有不孕症或经前期紧张综合征等高危因素的人群，要提高警惕；

（3）避免接触较多的污染环境，要戒烟，少接触或不接触滑石粉、石棉等有害物质；

（4）改变饮食习惯，不吃真菌污染的食物，少吃高脂肪食品，荤素搭配；

（5）减少精神刺激，保持心情舒畅。

眼压高一定会得青光眼吗

眼科科普官　高鹏（副主任医师）

青光眼是全球第二位的致盲性眼病，由于它常隐匿发生，又称为“视觉的小偷”。目前医学还无法成功实现神经修复和再生，青光眼致盲是不可逆的，严重影响患者身心健康，给家庭及社会造成沉重负担。

眼压高≠青光眼

有一些眼压高的患者会问：“是不是眼压高就会得青光眼？”眼压高并不意味着一定会得青光眼，但是高眼压是青光眼的一个主要风险因素。青光眼是一种慢性眼病，通常与眼内压力升高有关。眼压高可能会对视神经造成损害，进而导致视力损失。然而，并非所有眼压高的人都会患上青光眼，也有一些人眼压正常却患上了青光眼。

除了眼压高，青光眼的其他风险因素还包括年龄、家族史、近视、糖尿病、高血压等。如果你担心自己患有青光眼，建议及时就医，接受眼科医生的检查和诊断。只有专业医生才能准确判断你是否患有青光眼，并为你提供合适的治疗方案。

青光眼有哪些类型

青光眼有几种类型，包括：“突然暴发、又疼又看不见”的急性闭角型青光眼；“慢慢进展、体检才被发现”的慢性闭角型青光眼和开角型青光眼；“祸不单行”的继发性青光眼；“命里注定”的发育性青光眼；“稀奇古怪”的各种综合征；“一脸无辜”的正常眼压性青光眼和“悬而未决”的高眼压症，等等。

青光眼治疗的最终目标是什么

青光眼治疗以降低并稳定眼内压，保护视神经为主，从而减少和停止视网膜神经节细胞的丧失，减轻视神经损害的进一步发展。

通过有效控制眼压，达到稳定的靶眼压，可以保存视功能，延长“有用视力年”，避免视野缺损进展。正规的治疗、定期的随访、积极的心态缺一不可。

有种瘙痒或是肝病的早期信号

消化内科科普官　周莹群（主任医师）

爱肝护肝怎么做
主讲：消化内科科普官
周莹群（主任医师）

提到皮肤瘙痒，人们首先想到的往往是皮炎、湿疹等皮肤疾病。殊不知，瘙痒也可能是肝病患者早期出现的症状或病情加重的信号。提醒各位如果发生不明原因的皮肤瘙痒，外用止痒药膏也无法缓解，需警惕肝病引发的瘙痒。

警惕肝病引起的皮肤瘙痒

皮肤瘙痒是胆汁淤积性肝病（如原发性胆汁性胆管炎、原发性硬化性胆管炎和妊娠期肝内胆汁淤积症）的一种常见症状，因胆汁不能正常流入十二指肠而进入血液，导致血液中胆红素水平升高所致。此外，酒精性肝病、病毒性肝炎、脂肪肝等导致肝脏损伤时，也会使患者体内胆红素水平升高，从而引起皮肤瘙痒。

肝病引起的皮肤瘙痒与肝病严重程度不相关；除非积极、有效地治疗，瘙痒一般不会自行缓解，搔抓后亦不能缓解，这一特点可区别于皮肤疾病引起的瘙痒。患者可伴有疲乏、食欲减退、黄疸、尿粪颜色改变等表现。

肝病相关皮肤瘙痒的危害程度常被低估，其虽然不会直接影响肝病的预后，但常影响患者的生活质量，甚至导致患者严重失眠、抑郁等。

如何治疗“肝痒”

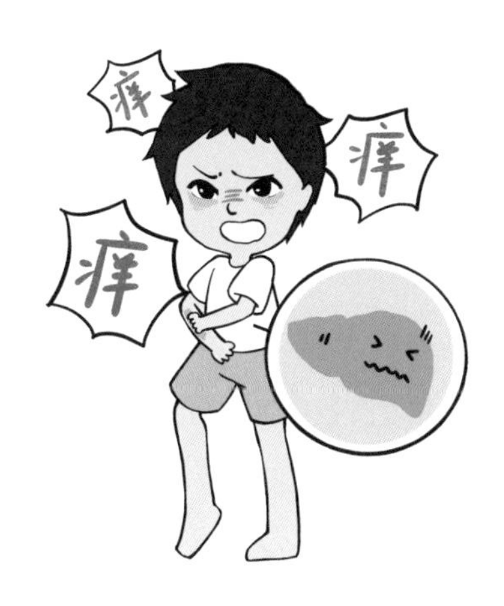

出现皮肤瘙痒，很多人会选择涂抹一些止痒药膏。但肝病引起的皮肤瘙痒缺乏特异性治疗方法，外用止痒药膏通常无法缓解症状。《胆汁淤积性肝病管理指南（2021）》推荐了胆汁淤积性瘙痒患者的治疗方案：

- 使用保湿软膏，剪短指甲，注意护理，避免继发性皮肤损伤。
- 胆管阻塞患者应首先进行胆汁引流；不伴胆管阻塞的胆汁淤积者，可通过药物治疗去除病因，从而缓解瘙痒。消胆胺（考来烯胺）可降低血清胆酸，减轻胆汁淤积患者的瘙痒，被推荐为一线药物。
- 其他肝病引起的皮肤瘙痒，治疗也应以祛除病因、治疗原发病、改善肝功能为主。

“肝痒”患者生活注意事项

肝病患者如果出现皮肤瘙痒、疲乏等症状，要及时去医院检查、治疗，以免延误病情。日常生活中，患者还应注意以下事项：

合理饮食 肝病患者平时应注意合理饮食，不要吃生冷、油腻食物，多吃新鲜蔬菜和水果。出现皮肤瘙痒时，更要避免食用辛辣刺激性食物。

注意穿着 尽量选择宽松、纯棉、浅色的内衣裤，并根据气温变化增减衣物，避免过冷、过热刺激诱发或加重皮肤瘙痒。

适度洗浴 出现皮肤瘙痒者，洗浴时水温宜控制在40～42℃，不能使用碱性沐浴液，以免不良刺激和皮肤干燥加剧瘙痒。

妊娠期妇女若出现皮肤瘙痒，应尽快就医，排除妊娠期肝内胆汁淤积症。

四月 顺时

步入四月，即将迎来国际护胃日、全民关注痛风日、爱鼻日等。根据此时乍暖还寒的气候特点，需要注意保暖，防止感冒发热，在服用解热镇痛药物退热的过程中，需要关注消化道安全；春暖花开，万物复苏，空气中的花粉是很多患者的过敏原，切勿把过敏性鼻炎流鼻涕当作感冒；另外请一定牢记 4 月 20 日是全民关注痛风日，尿酸值超过“420 微摩尔 / 升”就要警惕；最后也不要忘记关注血压的稳定，正确的血压测量也是一门学问。

在这忽冷忽热的日子里，首席科普官会一如既往地助你安然度过。

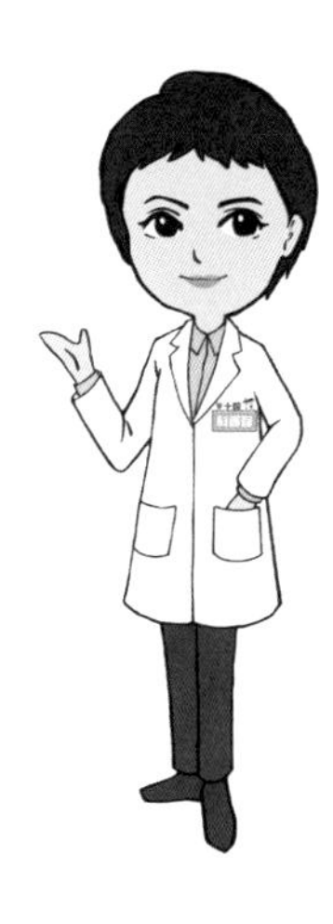

陈海冰

内分泌代谢科　主任医师

擅长：痛风、高尿酸血症、糖尿病及其慢性并发症的临床诊治与研究。

解热镇痛药服用需谨慎，警惕消化道出血

消化内科科普官 朱建伟（主治医师）

王先生呼吸道感染后出现了高热及全身疼痛，为了降低体温和缓解疼痛，王先生连续服用了3天的布洛芬，症状得到明显改善。然而服药的第三天，王先生突然发现自己的大便变黑了、不成形、黏稠发亮，并且感觉头晕，到医院做了胃镜检查发现是胃里的溃疡在出血。医生告诉王先生，他大便发黑及头晕都是因为吃药后损伤了胃黏膜，导致胃溃疡出血造成的。

解热药为何会引发消化道出血

许多人呼吸道感染生病后会有各种症状，其中发热和浑身疼痛是最具威慑力的两大症状。为了缓解身体不适，多数人会选择口服解热镇痛类药物来降低体温及缓解身体疼痛。这类药物有很多种，包括对乙酰氨基酚、布洛芬等单一成分的药物及泰诺、日夜百服宁等复方制剂。然而虽然这些药物能够很快地退热及有效地缓解疼痛，但它的不良反应也不容忽视，最常见的就是消化道出血。

解热镇痛药不仅可能直接损伤胃肠道黏膜表面，而且会抑制

体内前列腺素的产生，使胃黏膜失去保护，酸性胃液趁机侵袭胃壁，从而可能造成糜烂、溃疡甚至出血。

用药后易并发出血的高风险人群

因此，在使用解热镇痛药物之前，需评估使用者的消化道出血风险。以下是服用解热镇痛药后并发消化道出血的高风险人群：

（1）老年人（年龄 >60 岁）；

（2）既往有消化道溃疡病史或消化道出血病史者；

（3）联合使用抗血小板 / 抗凝药物（如阿司匹林、氯吡格雷）者；

（4）具有肝硬化、冠心病或心力衰竭病史者；

（5）幽门螺杆菌感染者。

如有上述这些情况，应谨慎服药并密切关注消化道症状。

用药后并发消化道出血的预警症状

服药后，如发现大便发黑，呈柏油样、黏稠发亮，或呕吐出咖啡色或棕色，甚至鲜红色的液体时，需要考虑到消化道出血的可能，尤其是出现头晕、心慌，甚至晕厥等大出血表现时应及时至医院就诊。

用药时需要牢记几点

考虑到解热镇痛药导致的消化道出血的风险，需要牢记以下几点：

（1）任何解热镇痛药都不能联合使用；

（2）饭后半小时服用药物，避免空腹服用；

（3）按照药品说明书推荐的剂量及次数服药，不可盲目超量服药和缩短服药时间间隔；

（4）对于存在2个及以上高风险因素的人群可预防性服用质子泵抑制剂类药物（如奥美拉唑、艾司奥美拉唑钠、雷贝拉唑钠等）来抑制胃酸的产生，保护胃黏膜。

简而言之，解热镇痛药虽然能有效地降低体温和缓解疼痛，但应警惕消化道出血风险，尤其是对于具有高风险因素的人群，应谨慎服药并密切关注消化道症状。

尿酸高，这些还能不能吃

内分泌代谢科科普官 陈海冰（主任医师）

近年来，体检发现尿酸高的人越来越多，被确诊患有高尿酸血症或痛风的人数也是逐年攀升。我们都知道，尿酸高的人群在吃的方面需要非常注意，要是吃错了东西，即便已经正规用药治疗，也可能无法很好地达到降尿酸目的，甚至可能导致尿酸升得更高。但现实中有很多尿酸高的人并不清楚自己到底哪些食物能吃，哪些食物不能吃，对此感到非常困惑。

尿酸高的人群饮食宜忌

完全避免	超高嘌呤食物： 动物内脏、鱼子、小虾、浓肉汤、火锅汤
严格限量	中高嘌呤食物： 畜肉、禽肉、鲈鱼、鳜鱼等、甲壳类如螃蟹、干豆
适量食用	中低嘌呤食物： 深绿色蔬菜、花类蔬菜、嫩豆类蔬菜、蘑菇
推荐食用	低嘌呤食物： 奶、蛋、浅色叶菜、根茎类蔬菜、茄果类蔬菜、瓜类蔬菜、水果、粮食

重度痛风超重患者的食谱

早餐	主食 60 克、一杯牛奶（200 毫 升），一个鸡蛋	鸡蛋：蛋黄含有核酸物质，嘌呤含量非常有限。核酸是生命最基本的物质之一，核酸与蛋白质结合形成核蛋白 牛奶：分泌性蛋白，不含任何嘌呤物质 主食：主要含碳水化合物，嘌呤含量非常低
午餐	主食 80 克、蔬菜 250 克、畜禽肉或深加工豆制品 80 克	主食和蔬菜：不含嘌呤物 牛肉：属于中嘌呤食物，可以适量食用 豆制品：嘌呤含量较低，可补充蛋白质
加餐		以牛奶和水果为主
晚餐		与午餐相似，由主食、蔬菜和肉类组成

饮料推荐柠檬水

“尿酸高了，咖啡能不能喝？”“奶茶呢？会导致尿酸升高吗？”“喝豆浆会影响到尿酸水平吗？”这 3 种饮料，很多人都爱喝，但也是尿酸高人群存疑最多的饮料。

首先，尿酸高的人建议多喝水，因为肾脏部位的结晶体需要通过大量饮水，将尿酸盐溶解，通过尿液排出体外，足够的水量可以带出更多的尿酸。

其次，对于咖啡、奶茶，我们建议不加糖是可以饮用的，因为糖会影响体内尿酸的代谢过程，导致尿酸合成或排泄不畅。但我们更建议自制咖啡、奶茶，这样可以避免添加剂的使用。

最后，推荐尿酸高的人喝柠檬水。由于柠檬里面含有柠檬酸，喝入体内被吸收之后会和体内的钠离子结合变成柠檬酸钠，形成弱碱性物质，可以通过肾脏排出体外，在排出去的过程中可以调节尿液的酸碱度，帮助尿酸盐溶解，增加其溶解量，之后能够排出更多的尿酸盐，对尿酸高的人群有利。

柠檬水的制作方法也比较简单：①水温控制在55℃最佳，因为这个温度有利于柠檬酸的释放；②控制水和柠檬的比例，两片0.5厘米厚的柠檬，配1升的水。

值得注意的是，很多患者无法通过生活管理达到控制尿酸的目的，因此需要到医院就诊，通过服用降尿酸药物达到控制尿酸目标。

打喷嚏、流鼻涕……很多人误以为是感冒！要当心另一种病

过敏性鼻炎可以根治吗
主讲：耳鼻咽喉科科普官
张家雄（主任医师）

耳鼻咽喉科科普官　邹文焘（副主任医师）

步入4月，气温逐渐上升，有的办公室开了空调，室内、室外的温差增大，不少办公室内的打喷嚏声、吸鼻声此起彼伏。医生提醒，气温冷热交替易诱发过敏性鼻炎，要及时清洗空调滤网，保持环境清洁，做好保暖，预防感冒。

气温骤降，当心过敏性鼻炎发作

过敏性鼻炎的高发期主要集中在每年的春、秋季，这两个季节空气中植物类的过敏原比较多，比如花粉等。另外气温冷热交替，一些气道敏感的人也容易引发过敏性鼻炎，或者是气温骤降引起上呼吸道感染，由感冒诱发过敏性鼻炎。

过敏性鼻炎的典型症状有阵发性打喷嚏、清水样鼻涕、鼻塞和鼻痒，可伴有眼部症状如眼痒、流泪等。出现相关症状应该怎么办？

如果之前没有明确诊断为过敏性鼻炎的，出现相关症状应及时就医，在医生指导下进行治疗。如果已经确诊过敏性鼻炎的，出现症状时，可以通过鼻腔用药和口服用药控制炎症发作。想要明确过敏原的，可以去医院进行过敏原检测，然后进行针对性治疗，

比如尘螨过敏所导致的过敏性鼻炎已经可以进行脱敏治疗。

预防过敏性鼻炎，要避免接触过敏原，注意环境卫生，及时清洗空调及空气净化器滤网，避免接触毛绒制品及动物皮毛等。外出时佩戴口罩，做好疾病预防的同时，也可以减少温差的剧烈波动。空调房内一般比较干燥，要注意加湿，气温骤降要做好保暖，预防感冒。

如何区分过敏性鼻炎和感冒

对很多过敏性鼻炎患者来说，应对起来已经是轻车熟路，但也有不少患者因为忽视或是误把过敏性鼻炎当成感冒，而延误了治疗。

怎么打喷嚏了？
我是过敏性鼻炎还是感冒？
持续时间数周
清水鼻涕为主
受过凉
鼻塞、咽痛
发热、疲倦
感冒

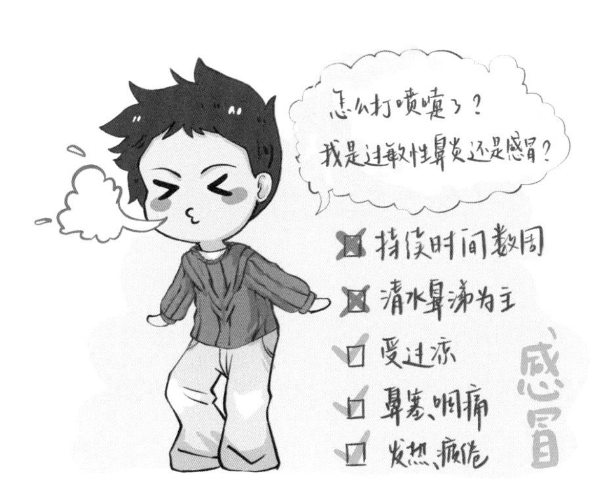

过敏性鼻炎严重的话，会并发哮喘、分泌性中耳炎、鼻窦炎等疾病，还可能会出现头痛症状，长期鼻塞会影响整个鼻腔的功

能或是长鼻息肉，影响患者的社会交往、工作、学习、睡眠，导致生活质量下降。尤其是对青少年患者来说，如果长期鼻炎发作没有得到有效控制，可能会引起睡眠过程中缺氧，导致一些生长发育问题等，因此要及时治疗。

过敏性鼻炎有一定的发作规律，持续时间数周至数月，症状表现为鼻痒伴连续打喷嚏，清水鼻涕为主。而普通感冒多有受凉病史，发作无时间规律，一般持续 7~10 天，往往伴有鼻塞、咽痛等上呼吸道症状，以及发热、疲倦、肌肉酸痛等全身不适表现。

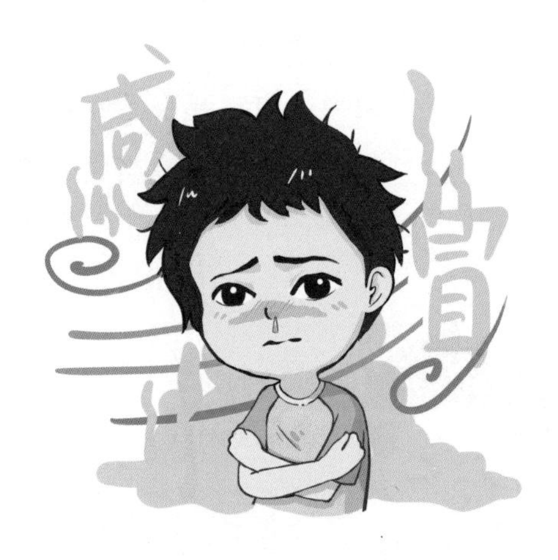

还需要注意的是，过敏性鼻炎患者一旦感冒往往就会诱发自身过敏性鼻炎急性发作，此时一旦鼻部症状持续超过两周，建议及时使用抗过敏药物进行治疗。

常见误区

误区一：鼻炎治不好，不用治

我们平时常说的鼻炎有过敏性鼻炎及单纯性鼻炎，不论哪种鼻炎，在一定的诱因如受凉感冒、空气环境等因素作用下均有可能发作，不容易彻底治愈。但需要知道的是，鼻炎通过正规的治疗是可以完全控制的，所谓的“治不好”不是药物治疗无效果。

反复发作的鼻炎，如果不加以治疗控制，很容易并发哮喘、鼻窦炎、鼻息肉、过敏性结膜炎，引起头痛、眼胀，甚至会造成中耳、咽部等邻近器官的感染，严重影响生活质量。在鼻炎早期阶段过分忽视，等到加重到一定程度时治疗将更加困难，甚至需要手术治疗。

误区二：谈激素色变，不敢治

有人认为，鼻用喷雾剂都是激素，副作用大，所以完全不用鼻喷雾剂。事实上这种观点是片面的。研究表明，鼻用激素安全性和耐受性良好，其药物的全身生物利用度很低，在遵从医嘱的基础上，大家完全不必谈激素色变。

误区三：过分依赖鼻喷剂

还有部分人群则是过分依赖鼻喷剂，尤其是减充血剂。提醒大家，鼻用减充血剂仅限于缓解鼻塞症状，一般不宜连续用药超过 7 天，因为鼻用减充血剂可能对鼻腔黏膜纤毛功能造成损害，导致药物性鼻炎。

自测血压准不准，姿势和时间都有讲究

健康体检科科普官　蔡如玉（住院医师）

张老伯买了个电子血压仪，才买来时很新鲜，想起来就量一下，可越量心里越不踏实——量出来的血压经常不一样，莫不是买了个“山寨”血压仪？

生活中，很多人买了家用血压仪，但往往因为不会量血压而造成种种误会。

姿势有讲究

测量血压时通常选择上臂作为测量血压的位置，需要特别注意的是，袖带缠绕上臂且须与心脏位置齐平。

测量血压时要求袖带和心脏齐平，主要是为了得到和心脏输出一致的动脉血压。若每次测血压时袖带摆放位置和高度随心所欲，测得的血压难免会不一致。

至于测血压的具体姿势，其实站位、卧位以及坐位都是可以的。家庭自测血压，可以选择一个较为固定的姿势，一般以坐位为主。坐位测量血压时，如是上臂式血压计，手臂需平放在桌面上；如果是腕式血压计，则应该让肘部置于桌面上，手腕上抬，令手腕的高度平齐于心脏。

时间有讲究

虽然血压的测量在任何时间都可以，但应尽量选择在固定的时间段测。

人体的血压在一天之中是动态变化的，不同的时间测量数值不一样。正常人的血压曲线呈双峰一谷的勺子形态：早上醒来后（一般在清晨6点以后），血压开始逐渐升高；在6～8点出现一天中的最高峰，然后逐渐下降；下午2点以后再次逐渐升高，下午4～8点形成第二个血压的高峰，然后再逐渐下降；夜间1～2点，血压最低。

家庭自测血压时，可以选择在晨起排空膀胱后、晚上睡觉前等时间点进行测量。由于血压有其自然波动的规律，故应尽量在固定时间段监测，可以更好地了解自己的血压状况以排查问题。

选购电子血压计有窍门

自从电子血压计普及以来，降低了家庭自测血压的“技术门槛”，让普通百姓也能方便地测量血压。

在选购电子血压计时，为保证其质量，可以通过以下的操作来评估其准确性。

首先，按说明书操作来测量血压，重复测几次，看其重复性是否良好。

其次，与平时用水银柱血压计测量的数值进行对照，具体做法是这样的——第一次用水银柱血压计测量血压，休息3分钟后，用电子血压计测量第二次，然后再休息3分钟，最后再用水银柱血压计测量第三次。取第一次和第三次测量的平均值，与第二次用电子血压计测量值相比，其差值一般应<5毫米汞柱。

最后，选购电子血压仪时，建议通过正规途径购买，如线下实体店、线上专营店等，综合比较其性能、价格后作出选择。

五月 调养

五月春末夏初好时节，也是护肤养生、疾病防治的关键时节，世界防治肥胖日、国际甲状腺知识宣传周及“5 · 25 护肤日”都在该月，同时传统的立夏、小满两个节气也在五月。告别了五一劳动节假日的出游欢庆，让我们跟着首席科普官一起来看看，在这个月我们如何进行食疗、护肤、养生，保持体态、远离“青春痘”、防治甲状腺结节及内分泌相关疾病吧！

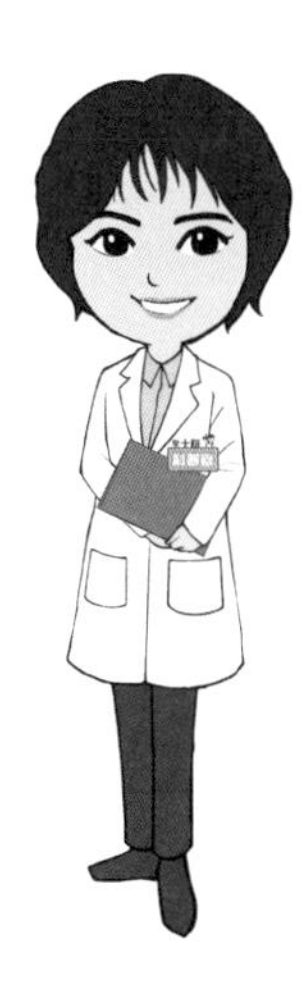

龚　瑜

皮肤科　副主任医师

擅长：银屑病、痤疮、白癜风、湿疹皮炎、色素性疾病等多种常见皮肤病的诊治及激光美容治疗。

收好这份夏日节气养生攻略，健康度夏

舌尖上的养生 · 秋季
主讲：中医科科普官
刘珺（副主任医师）

中医科科普官　颜琼枝（主治医师）

万物复苏的春季渐行渐远，骄阳似火的夏季越来越近。建议大家根据夏季“立夏、小满、芒种、夏至、小暑、大暑”6个节气的特点调养生息。一起收好这份夏日节气养生攻略，健康平安度夏。

立夏

立夏时节，万物繁茂。这时，气温逐渐升高，暑热的夏天，不但促进心脏强力运作，且温养全身。因此，立夏时对心脏的养护至关重要。情宜开怀，安闲自乐，切忌“暴喜伤心”。饮食应以顺“心”为主，宜吃些具有祛暑益气、生津止渴、养阴清热作用的食物，及时补充水分，忌吃油腻、煎炸、辛辣香燥的食物。

食疗方：沙参百合鸭汤

原料：北沙参30克，百合30克，鸭肉150克，精盐、味精各适量。

制作：先将鸭肉洗干净，切成小块；百合洗干净。将鸭肉与百合、沙参同入砂锅，加水适量，文火慢炖，待鸭肉熟后，加入少许精盐、味精调味，饮汤食肉。

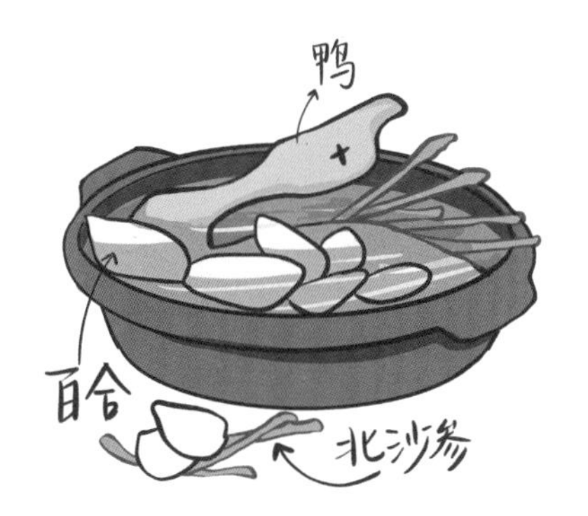

用法：佐餐食用，适量。

功效：滋阴清热、润肺止咳。

应用：肺阴亏虚所致的干咳不止、声音低微、心烦欲饮、口干咽燥、神疲气短、舌红少津、午后低热等。

小满

小满节气正值五月下旬，气温明显升高，人体生理活动也处于最旺盛时期，消耗的营养物质为四季最多。虽然天气炎热，但却容易生湿，所以防凉防湿很重要。如果贪图一时凉快，容易引发风湿病、湿性皮肤病等。饮食应以清爽清淡为主，如赤小豆、薏苡仁、绿豆、冬瓜、丝瓜、黄瓜、黄花菜、水芹、黑木耳、藕、胡萝卜、西红柿、西瓜、山药、鲫鱼、草鱼、鸭等。

食疗方：菊花茶

原料：白菊花 10~15 克。

制作：将菊花洗干净，开水冲泡。

用法：代茶频饮。

功效：平肝明目、清热疏风。

应用：早期高血压、更年期高血压所致的眩晕、头痛、耳鸣等。

芒种

芒种时节气温高，又时常阴雨连绵，空气中的湿度增加，体内的汗液无法通畅地发散出来，容易使人感到四肢困倦，萎靡不振。所以不但要注意防晒防潮，更要注意增强体质，避免季节性疾病和传染病发生，如中暑、腮腺炎、水痘等。

食疗方：冬瓜薏米汤

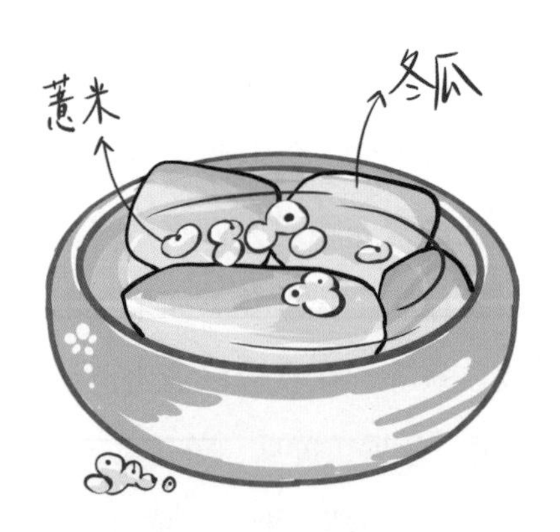

原料：冬瓜 500 克，薏米 100 克。

制作：冬瓜洗净切成块，与薏米同煮。

用法：饮汤，食瓜与薏米。

功效：健脾止泻、利水渗湿、祛湿除痹、清热排脓。

应用：适用于脾失健运、水湿内停之水肿、脚气病，膀胱湿热之小便短赤、小便不利、腹泻等。

注意：薏米性寒，有收缩子宫的作用，故孕妇忌用。

夏至

夏至是阳气最旺的时节，养生要注意保护阳气。夏天进补，冬病夏治，是夏季养生保健的一项重要措施。自夏至到立秋后的三伏天，是一年中最炎热的阶段，也是人体调补和治疗宿疾的最佳时刻。冬季易发的慢性病，利用夏季病情稳定时期进行调补，对治愈或减轻慢性病的复发有较好的作用。饮食上宜清淡，不宜肥甘厚味，可多食杂粮，不可过食热性食物，冷食瓜果也应适可而止，以免损伤脾胃。

食疗方：莲肉粥

原料：莲肉粉 20 克，粳米（或糯米）50 克，红糖适量。

制作：先将莲子肉晒干碾成细粉，与粳米或糯米同入砂锅，加水用武火煮沸后，改用文火煮至黏稠为度，后放入红糖。

用法：每日早、晚空腹温热服食。

功效：补脾止泻、益肾固精、养心安神。

应用：脾胃气虚所致的形瘦体弱、食欲不振、腹泻、营养不良、面色萎黄；肾气亏虚所致的遗精滑泄、夜尿频多、妇女带下；心血亏虚所致的心悸心慌、失眠多梦等。

小暑

小暑气候炎热，人易出现心烦不安、疲倦乏力、食欲减退等症状，所以进入高温天气一定要注意“养心”，平时就要养成良好的生活习惯，戒烟、限酒、适当控制体重，保持心情的平静和愉悦。在饮食调养上应以适量为宜，过饥会引起正气虚弱，抵抗力降低，过饱会损伤脾胃功能，饮食不洁是引起多种胃肠道疾病的元凶。只有饮食调节适当，才能保证人体所需营养物质的平衡和充足。

食疗方：山楂荷叶茶

原料：山楂 15 克，荷叶 12 克。

制作：将以上两味共煎水代茶频饮，每日 1 剂。

用法：代茶饮，适量。

功效：降压消脂。

应用：高血压、高脂血症、脂肪肝及单纯性肥胖症。

大暑

大暑是一年中最热的节气，气候炎热，酷暑多雨，暑湿之气容易乘虚而入，尤其是老人、儿童、体虚气弱者，往往难以抵挡，从而导致中暑、疰夏等病，这也是腹泻、痢疾、肠胃病多发的时节。此时应采取多种方法来防暑降温，如注意环境的阴凉通风，或吃一些凉性食物等，但也要注意不能太过贪凉，以免损伤人体正常的阳气。可常选择药粥来滋补身体，对老年人、儿童、脾胃功能虚弱者都比较适宜。

食疗方：葛根粉粥

原料：葛根粉30克，粳米50克。

制作：取葛根粉30克，与粳米同入砂锅内，加水500毫升左右，以文火煮至米花粥稠为度。

用法：每日早、晚餐温热服食，或上、下午作点心服。

功效：清烦热、生津液、降血压。

应用：阴津不足之烦热口渴及高血压、冠心病、心绞痛、老年性糖尿病、慢性脾虚泻痢等。

奏好早筛三部曲，“沉默的杀手”不可怕

肾脏内科科普官　王菱（副主任医师）

慢性肾脏病被称为“沉默的杀手”，是由各种原因引起的肾脏结构和功能障碍，目前该病已经成为继心脑血管疾病、恶性肿瘤、糖尿病之后又一严重危害人类健康的重要疾病。慢性肾脏病的患病率高，但知晓率低，晚期治疗效果又不尽如人意，因此对该病提倡早发现、早治疗。

慢性肾脏病为何称为“沉默的杀手”

慢性肾脏病不是指单一的某种肾脏病，而是各种肾脏病，比如慢性肾炎、肾病综合征、糖尿病性肾病、尿酸性肾病、高血压性肾病等进展的共同转归。早期患者往往无明显的临床症状，容易被忽视。然而当患者出现明显不适症状来医院就诊时，多数已发展到慢性肾脏病中晚期，无论采取何种治疗，肾功能都将无法恢复至正常，疾病将不断进展，肾脏功能会逐步下降，最终将会发展为终末期肾脏病，也就是“尿毒症”，所以慢性肾脏病称为“沉默的杀手”。

慢性肾脏病早筛有“三部曲”

慢性肾脏病筛查是该病早期发现的重要法宝。慢性肾脏病如能得到早发现、早治疗，病情可得到良好控制，甚至可以逆转，所以及时筛查慢性肾脏病的意义重大，应受到足够重视。目前提倡应用“三部曲”进行慢性肾脏病的早期筛查。

第一，测量血压。高血压病是慢性肾脏病的重要病因，同时也是慢性肾脏病的主要临床表现之一，二者互为因果，形成恶性循环。

第二，空腹抽血检查肾功能。血肌酐是反映肾脏功能最常用的指标之一，血肌酐值可受饮食影响，故建议空腹检测更为准确。肾小球滤过率也是反映肾脏功能的重要指标，可以通过同位素检查直接检测，但需要静脉注射同位素，检查也相对复杂，不适用于慢性肾脏病筛查。而依据血肌酐值、年龄、性别等参数，可通过公式估算肾小球滤过率水平，这也是目前临床最常用也相对最实用的方法。血肌酐越高，肾小球滤过率越低。正常人肾小球滤过率大多在90毫升/(分钟·1.73米^2)以上，如肾小球滤过率下降，需要结合其他检查结果判断是否存在慢性肾脏病；如肾小球滤过率持续性低于60毫升/(分钟·1.73米^2)超过3个月，不管其他检查是否异常，直接可诊断为慢性肾脏病。

第三，检测尿蛋白。尿蛋白检测应包括尿常规尿蛋白的定性检查，以及尿白蛋白的定量检查。尿常规是最基本、最简单的检查项目，检测速度快，是慢性肾脏病筛查最常用的检查。尿常规中蛋白质（简称尿蛋白）检测正常值为阴性，出现阳性（±~4+）均为异常，但此结果并不能区分具体是哪一种蛋白质增多。此外，尿常规还可以反映尿沉渣情况，如尿白细胞、红细胞、病理管型等，尿沉渣成分持续性增多超出正常范围也为异常。尿蛋白的种类很多，其中尿白蛋白，又名尿微量白蛋白是反映肾脏病的重要指标。尿微量白蛋白的检测分为两种，一种是检测 24 小时尿液中的排泄总量，又称为尿白蛋白排泄率，24 小时总量超过 30 毫克时，需警惕慢性肾脏病；另一种是检测随机尿，也就是单次小便的检测，常用晨尿检测，可同步测定尿肌酐水平，用尿白蛋白值除以尿肌酐值得到的尿白蛋白肌酐比大于正常值时，也要注意是否有慢性肾脏病了。

对于慢性肾脏病高风险人群主要包括高血压病、糖尿病、65 岁以上老年人以及高脂血症患者、有慢性肾脏病家族史者，建议每年进行 1 次以上尿常规、尿白蛋白 / 尿肌酐比值和血肌酐的检测，还可依据血肌酐进一步估算肾小球滤过率。

不同阶段的治疗方法有哪些区别

慢性肾脏病治疗的共同之处主要包括：一要控制蛋白质摄入量，宜低蛋白饮食，控制豆类豆制品的摄入；二要控制所有的合并症，如高血压、高血糖、高血脂、心脏病等。依据慢性肾脏病进展至不同阶段，治疗方式上也有所区别。

（1）早期：强调明确病因，进行针对性的病因治疗。慢性肾脏病的病因很多，不同的病因对应的治疗方式各有不同，所需具体药物的种类和剂量也是不同的，需谨遵医嘱严密随访使用。

（2）中晚期：无针对性药物可用，只能维持基础治疗，也就是所有慢性肾脏病患者的共同治疗，如饮食控制，管理好所有合并症，避免使用肾毒性药物，尽可能减轻肾脏负担。另外，一些肠道排毒类药物可辅助减轻体内毒素的蓄积。

（3）终末期（尿毒症）：目前仍无法被完全治愈，肾脏替代治疗（血液透析、腹膜透析和肾移植）是现今能延续尿毒症患者生命的唯一方法，但均需要终身维持性治疗。

总之，对于慢性肾脏病最重要的在于早发现、早治疗，这样可以延缓病情进展，甚至逆转病情，让“沉默的杀手”不可怕。

甲状腺癌患者术后需要监测的促甲状腺激素是个啥指标

内分泌代谢科科普官　盛春君（主任医师）

甲状腺癌是内分泌系统常见的恶性肿瘤，是目前发病率增长最快的恶性肿瘤之一，特别青睐30~50岁正在社会上、家庭中“乘风破浪”的姐姐们。

一般来讲，常见的甲状腺癌为乳头状癌和滤泡状癌，这两种癌又都归于分化型甲状腺癌。目前对分化型甲状腺癌采用综合管理，包括手术切除、术后碘-131治疗以及内分泌促甲状腺激素（TSH）抑制治疗。其中，内分泌TSH抑制治疗是甲状腺癌患者术后管理的主要方法，术后医生会反复强调要来抽血看TSH指标。临床发现不少患者会有这样的疑惑：TSH是个啥？为何要关注它？只关注它就够了吗？

术后强调关注TSH的意义

我们先来说说为何术后要关注TSH。TSH是由垂体分泌，它可以刺激正常的甲状腺细胞分泌甲状腺激素（T_4和T_3），维持人体正常活动的需求。不过当T_4和T_3达到人体需求时，也可以反馈给垂体，通知它不需要再分泌TSH了，即抑制TSH的生成。

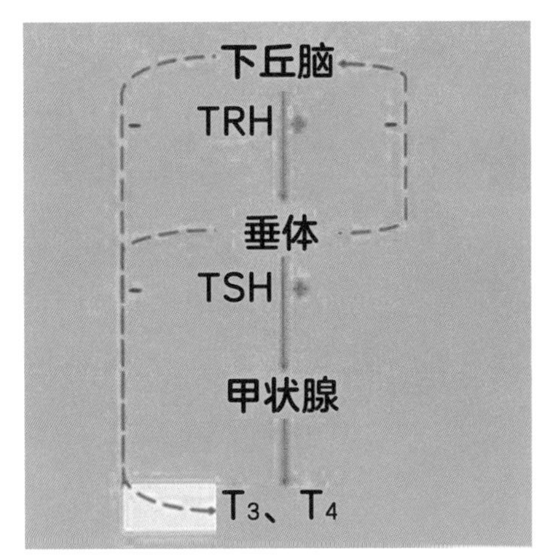

TRH：促甲状腺激素释放激素
TSH：促甲状腺激素

分化型甲状腺癌细胞和正常的甲状腺细胞一样，都会受到TSH的调控，手术后如果TSH较高，会刺激残存的甲状腺组织和癌组织异常生长，增加复发的可能性，为了防止肿瘤细胞生长，在术后需要将TSH控制在较低水平，防止肿瘤细胞生长。因此术后患者需要服用一种叫左甲状腺素钠的药物，这种药物结构与T_4一致，属于外源性的T_4，它可以使TSH降到正常值以下，从而起到预防甲状腺癌复发的作用。

TSH 很重要，只关注它就够了吗

正如上述所说，甲状腺癌患者术后随访需关注TSH指标，但我们发现很多患者误以为复查只需随访TSH这一个指标就够了，

TSH足够低，甲状腺癌就不会复发，就可以高枕无忧了！其实不然。

这是因为当TSH低于正常值以下，也有可能产生一些其他不利影响，比如加重心脏负担，引发或加重心肌缺血和心律失常，特别是心房颤动，影响患者体内钙代谢，可能加大绝经后妇女骨质疏松症的发生率，并可能导致骨折风险增加。所以，在TSH抑制治疗减少肿瘤复发的同时，还要兼顾心血管疾病和骨质疏松的风险。

在此提醒患者，单纯地监测TSH远远不够，需要同时监测心电图、心脏超声、骨密度等指标。总之，仍需在专业医生的指导下，进行术后康复，在抑制肿瘤复发和减少不良反应之间达到平衡，让患者享有较高质量的健康生活。

只要青春不要痘，很难吗

皮肤科科普官 龚瑜（副主任医师）

夏季防晒攻略
主讲：皮肤科科普官
龚瑜（副主任医师）

步入青春期，少男少女开始对自己的形象越发在意，然而很多人在帅气漂亮的路上走得并不那么顺利，“青春痘”是最大的“拦路虎”。

“青春痘”乍听起来是青春的标志，但其具有损容性，尤其是重度痤疮，使人自卑，继而严重影响患者的心理健康、学习、生活、社会交往和就业选择，对青少年身心健康产生极大影响。因此，我们的目标是“只要青春不要痘”。

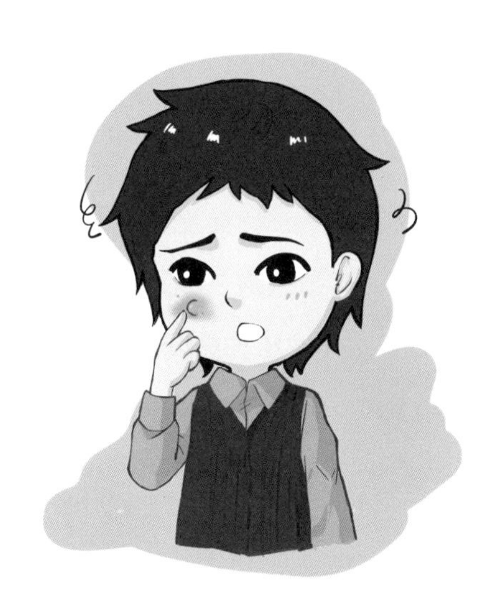

成长困惑：为何青春爱惹痘

痤疮俗称“青春痘、粉刺、暗疮”等，是一种累及毛囊皮脂腺的慢性炎症性皮肤病，好发于出油较多的部位，如面部、前胸、后背。据临床统计，80%~90% 的青少年患过不同程度的痤疮。引发痤疮的因素有很多，并非只是因为“青春”那么简单！

内分泌因素 进入青春期后，人体内的雄激素特别是睾酮的水平迅速升高，促使皮脂腺活跃起来，从而大量产油，引发痘痘肌。

毛囊皮脂腺导管堵塞 毛囊皮脂腺导管角化过度，导管口径变小、狭窄或阻塞，毛囊壁脱落的细胞和皮脂不能正常排出，形成白头粉刺，我们又称为闭合性粉刺。用手轻轻一挤，会有皮脂样的东西冒出。就像河道堵塞、泥沙淤积一样，时间一长水质难免会变差，久而久之，这些白头粉刺里的堆积物被空气氧化，就不再“清纯”，变成了黑头粉刺，又称为开放性粉刺。

微生物感染 在上述堆积物的滋养下，以痤疮丙酸杆菌为首的“细菌团伙”开始繁殖，导致炎症反应，于是形成了大家深恶痛绝的一颗颗红色丘疹甚至是脓疱。如果堵塞物继续堆积，皮脂腺破裂导致炎症反应加重，并破坏真皮组织，则会形成结节、囊肿，最终愈合后留下炎症后色素沉着和瘢痕，也就是大家说的痘印和痘坑。

炎症因素 痤疮早期就伴有炎症，炎症在痤疮的发生发展中即扮演了重要角色，加重痤疮。

遗传因素 遗传与痤疮发生密切相关，特别是在伴有囊肿、结节及瘢痕的重度痤疮中更为显著。

除此之外，高热量食物等饮食刺激、不规律作息、环境污染、暴晒、压力、肥胖、化妆品使用不当也会诱发或加重痤疮。

意想不到：新生儿、成人也长青春痘

其实青春痘并非青春期的“专利产品”，它只是因为在青少年中高发才有了这样一个俗称。大多数人可能想不到，刚出生的小婴儿与 25 岁以上的成年人中也有不少痤疮患者。

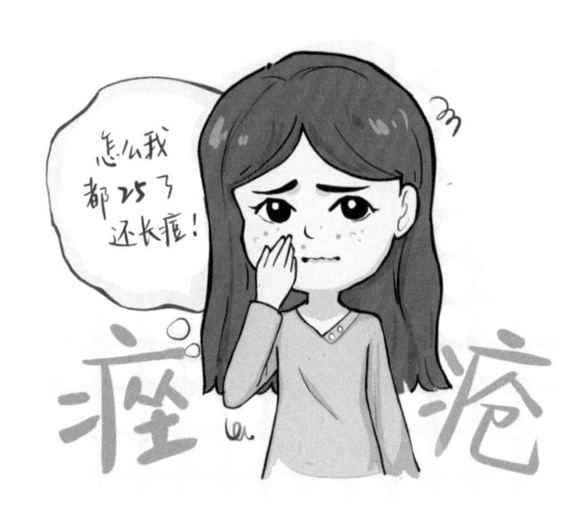

新生儿痤疮一般发生在出生后 2~3 周，通常在 4 个月内消退，这可能与出生前从母体获得的雄激素有关，同时马拉色菌（一种真菌）也可能参与了发病。新生儿痤疮并不增加青春期发生寻常痤疮的风险。

成人痤疮以女性更为多见，多在月经前加重，皮损以口周及下巴为主。成人痤疮可能与多囊卵巢综合征、长期服用糖皮质激素、滥用化妆品等有关。

破解难题：青春痘能否根治呢

对于青春痘，我们按其发病程度进行规范化治疗。

轻度Ⅰ级：粉刺，伴散发丘疹；

轻度Ⅱ级：Ⅰ级＋浅在性丘疹，炎性皮疹数目多，限于面部；

中度Ⅲ级：Ⅱ级＋深在性脓疱，可发生于面及胸背部；

重度Ⅳ级：Ⅲ级＋囊肿、结节，易形成瘢痕，发生于上半身。

程度	轻度		中度	重度
类型	粉刺	丘疹＋脓疱	丘疹＋脓疱	结节性痤疮
治疗方法	外用维A酸类 粉刺清除术 化学剥脱—果酸、水杨酸	过氧化苯甲酰 外用抗生素 化学剥脱—复合酸、水杨酸	口服抗生素＋外用抗生素或（过氧化苯甲酰） 复合酸、水杨酸 异维A酸或抗雄激素治疗 红蓝光、激光与光子治疗	口服抗生素＋外用抗生素或（过氧化苯甲酰） 异维A酸或抗雄激素治疗 光动力治疗 红蓝光、激光与光子治疗

轻型痤疮早期规范治疗是可以根治的；但重型痤疮与遗传相关，容易反复，如果规范治疗、定期复诊可以很好地控制和缓解，

以免造成损容性影响。此外，注意饮食和生活习惯也可减少或避免复发，总之早期治疗可避免留下永久性痘印和痘疤而影响美观。

聪明保养：那些不容忽视的护肤细节

如果是痘痘肌，平常在皮肤护理上还是需要有一些讲究的，聪明的你切记下面这些护肤细节。

清洁 需要选用温和的、弱酸性、不含皂基、含保湿成分的洁肤产品清洁，清洁皮肤的过程需温和，水温 35℃为宜，早晚各一次。

补水 可选用含有舒敏保湿成分的润肤水增加皮肤的水分；适当敷面膜可以加强补水效果，但要注意使用频率。每周 2~3 次，每次 20 分钟左右即可。

保湿 选择具有舒敏保湿作用的护肤品。如果是痤疮伴有皮肤敏感的患者，皮肤状态主要为两种，一种为干性敏感皮肤，另一种为混合性敏感皮肤。干性敏感皮肤的人建议使用具有皮肤屏障修复功效的乳或霜；混合性敏感皮肤的人本身在额头和鼻子两翼等 T 区较油腻，脸颊易干燥，因此在 T 区选用质地清爽、具有控油功效的凝露等，两颊则应选用具有皮肤屏障修复功效的保湿乳液。

防晒 炎症重时尽量选择物理防晒，比如撑遮阳伞、戴口罩、戴宽檐帽；炎症减退后可选用质地轻薄的防晒乳，一般每 2~4 小时使用一次。

六月 生发

六月，蕉叶生，蝉始鸣，流萤染夏，浅夏悠悠。六月伊始，是小朋友期盼的节日。而春夏之交万物生发，也是儿童生长发育的好时节，如何让“祖国的花朵们”更好地茁壮成长，是家长们关切的问题。要把“不与四时同”的六月风光尽收眼底，就要有一双明亮润泽的眼睛。而当代人离不开电子产品，长期刷手机可能导致“干眼症”。6 月 6 日“全国爱眼日”这一天让我们放下手机，远眺风景。除了“目明”，也需“耳聪”，偏偏有种“耳石症”，可能让人天旋地转，眩晕不止。在“世界眩晕日”，我们提醒大家注意这一疾病。“万物生发”，也是那些遭遇了“秃如其来”的脱发患者的美好愿望，如何抓住这个季节重新拥有靓丽秀发，以上精彩内容，且听各位科普官们娓娓道来。

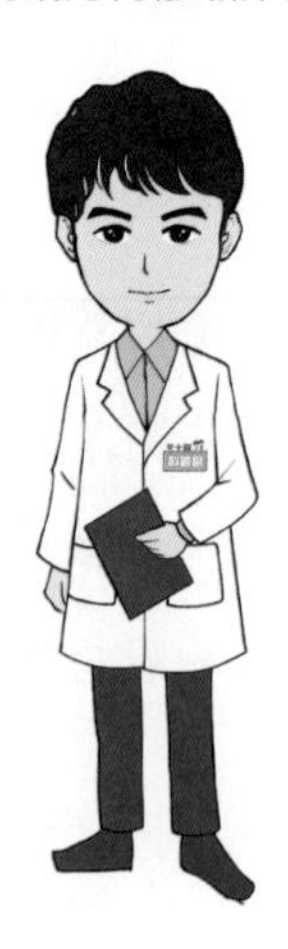

高　鹏

眼科　副主任医师

擅长：白内障的手术治疗和青光眼的个体化诊治。

恰是儿童长高好时节，
教你避开“误区”不踩雷

儿科科普官 崔赛男（主治医师） 贡玉娇（主治医师）

春夏之交万物生发，正是儿童生长发育的好时机，虽然现在家长都非常重视儿童的营养，但在“长高”问题上仍然存在不少认知和行为的误区。

关于“长高”有哪些误区

误区一：父母高，孩子不会矮；父母矮，孩子肯定高不了

事实：孩子的身高遗传因素只占 70% 左右

从临床情况分析，孩子的身高受很多因素影响，如遗传、环境、疾病等，其中遗传因素只占 70% 左右，也就是说子女的身高确实受到父母身高的影响，这种情况称为遗传靶身高，但也还有 30% 左右会受到环境、疾病等影响，比如侏儒症、呆小症、垂体肿瘤等疾病，都可能会导致孩子长不高；又比如长期营养不良，孩子的生长发育也肯定会受到影响。因此仅通过父母的身高去武断地判断孩子的身高，结果并不完全准确。

误区二：孩子个子矮，是晚长

事实：3 岁时身高与最终身高相关达 80%

根据儿童正常生长发育规律，如果在3岁时未能追赶上其他正常孩子的身高，那么成年终身高有可能不佳。俗话说的“晚长”，在医学上也叫作体质性青春期发育延迟，但并不是普遍现象，这类孩子一般生长发育在正常范围，只是比同龄孩子慢一些，且不伴有其他疾病。如果孩子个子矮，不能盲目认为孩子是晚长，特别是如果发现孩子身高长期低于同龄儿童，就应该及时前往医院就诊，进行科学的评估。如果抱着错误的认识盲目等待，有可能错过早发现、早干预的时机。

误区三：男孩没变声，女孩没来月经，还不算发育，不着急

事实：需要关注最初发育的性征出现时间

变声、遗精和月经初潮分别是男孩和女孩进入青春期发育最后阶段的特征。这个阶段孩子的骨骼生长区（骨骺）已经接近闭合，身高增长开始进入倒计时，可以说生长的“空间”基本很有限了！因此，家长实际需要关注的是孩子最初发育性征出现的时间。具体来说，如男孩出现皮肤粗糙、长青春痘、长胡须、睾丸变大等情况，女孩出现乳腺发育、阴毛生长时，家长就应该注意了，如果是过早性征发育，就有可能打乱正常的生长周期，提前闭合生长板，最终使得孩子终身高低于预期。

误区四：打生长激素，孩子就能长高

事实：注射生长激素有严格适应证

很多家长希望孩子长高，道听途说有“长高针”，往往一来到门诊就要求医生打生长激素。长高离不开生长激素，如果孩子的体内缺乏生长激素，通常很难长高，但并不代表只要打生长激素就能长高。注射生长激素也有严格适应证，虽然生长激素相对安全，但盲目使用可能会导致儿童出现糖代谢紊乱引发高血糖，或者发生颅高压引起头痛，以及出现脊柱侧弯等情况。因此，若确实确诊为生长激素缺乏症或是特发性矮小，可以通过注射生长激素的方式来促进长高，但必须经专业医生判断后方可进行。

误区五：为追求长高，盲目吃“增高药”

事实：盲目提速可能缩短了生长期

目前市面上有形形色色号称具有长高功效的保健品，有些保健产品里面含有加速骨骺闭合的物质，使用后短期内可能看到生长加快，实际上加快了儿童的发育速度，缩短了生长期，导致早熟等，反而降低了最终的身高。特别是如果孩子是因为疾病而影响了身高，盲目吃药不仅没作用，反而会耽误孩子病情，贻误最佳治疗时机。

测骨龄可以更准地预测孩子身高

孩子身高的增长主要依靠骨骼干骺端生长板软骨细胞不断地增殖、骨化，使骨骼延长，从而实现身高的增长。随着时间的推移，生长板出现功能性和组织性的衰老变化，软骨细胞不再具有增殖、骨化的能力，此时生长板就会闭合，也就是到医院检查时经常听到医生说的“骨骺线闭合”，身高便不再增长。

骨龄与生长板结构性变化存在密切的关系，骨龄小代表生长空间足、还能长得更高，骨龄大说明生长空间小、身高增长的时间少。因此骨龄预测身高法被广泛地用于了解儿童的生长发育程度、速度、水平和潜力，成为目前在临床上应用最广泛的预测身高的方法。

目前医院使用的测骨龄方法：通过左手 X 线片进行测定，分析 29 个骨化中心的大小、数量和形状，并与人体标准骨龄进行对比、判断。X 线片会有微量的辐射，但这点辐射量，尚未观察到对孩子健康有影响，家长不用对此过于担心。

建议有以下情况出现，家长要及时带孩子来医院测骨龄：

（1）身高矮小或者太高，个体身高低于正常人群平均身高 2 个标准差，或者个体身高高于正常人群平均身高 2 个标准差。

（2）身高虽然在正常水平，但是脱离了父母遗传身高所在的生长曲线。

（3）身高虽然正常，但是年身高增长速度下降，即 3 岁以前年身高增长速度 <7 厘米，3 岁到青春期年身高增长速度 <5 厘米。

（4）过早或者太晚出现第二性征：女孩在 8 岁以前，男孩在 9 岁以前出现第二性征；或者女孩在 13 岁时，男孩在 14 岁时，仍没有发育征象。

（5）疾病状态下，如先天性甲状腺功能减退症、性腺发育畸形等。

（6）身材比例、特殊面容和骨骼畸形等，以及其他被医生认为必要的时候。

中国2~18岁男童身高、体重标准差单位曲线图

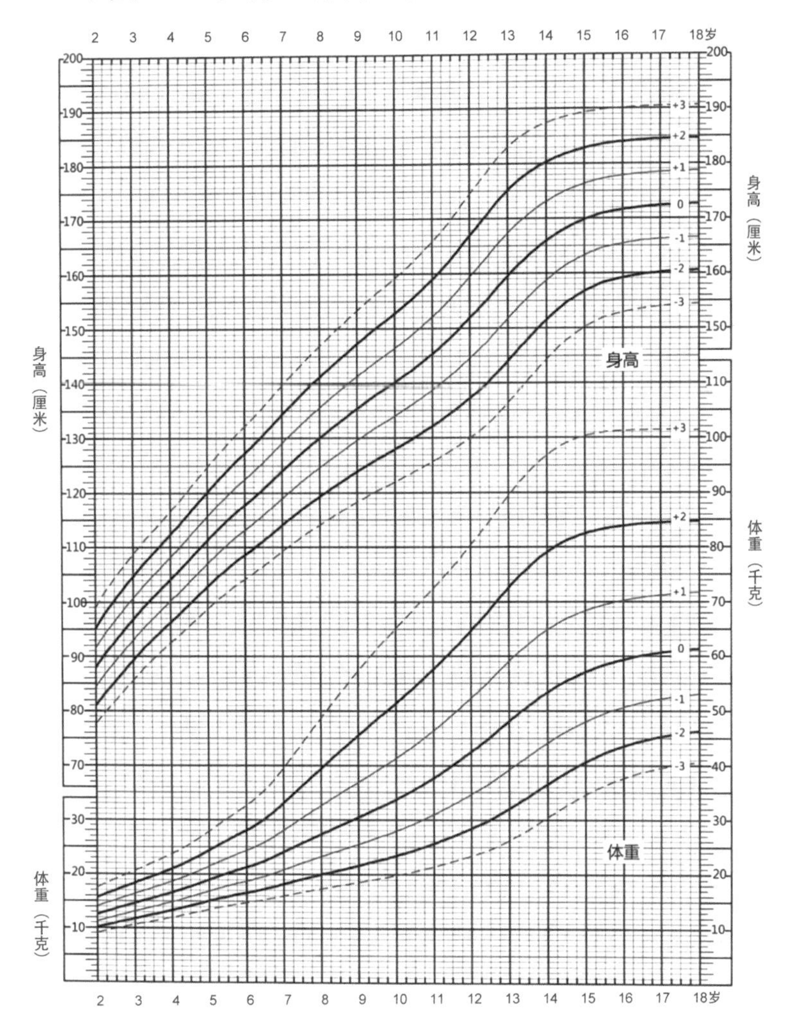

中国2~18岁女童身高、体重标准差单位曲线图

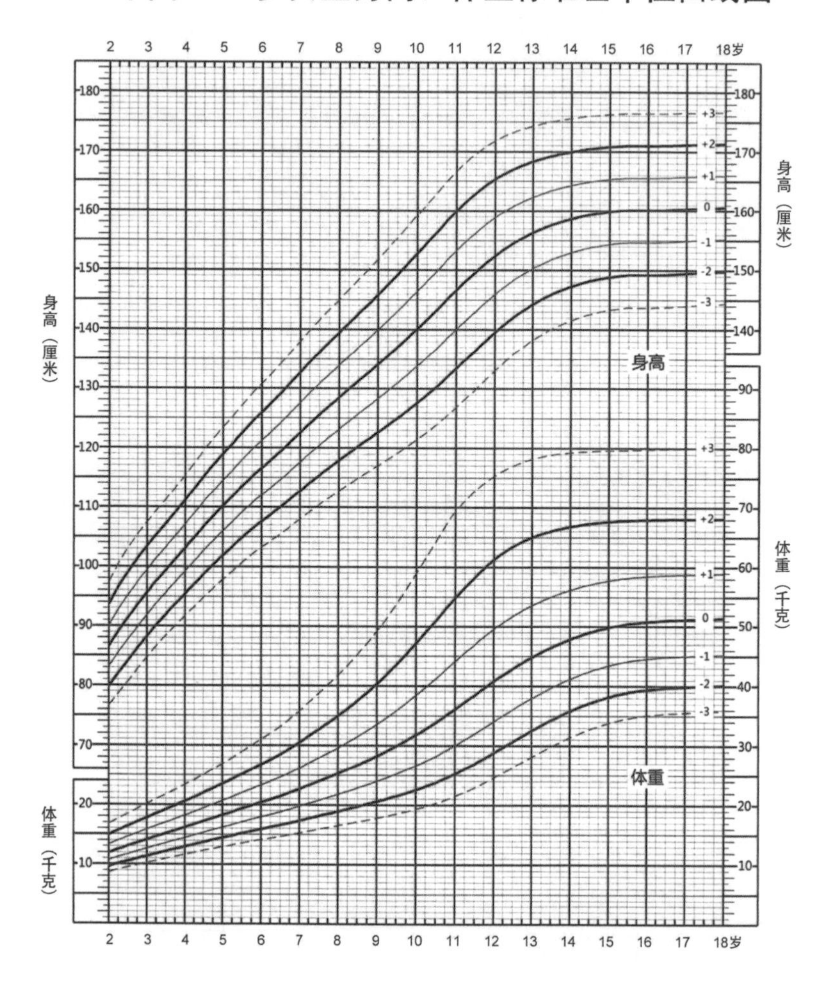

骨龄检测结果需要找专业医生进行判读，如果骨龄测出来正常，那么继续随访监测生长发育情况即可；如果有异常，需要医生继续指导下一步治疗。

总之，影响儿童生长的因素有很多，每个孩子的先天因素都不相同，家长需要为孩子提供舒适、健康的生活环境，保证充足均衡的营养，培养好的睡眠习惯，保持适度的体育锻炼，定期监测孩子的身高变化，必要时至专业医院进行生长发育的检查和评估，这样才能使问题早发现、早解决。

长时间刷手机，当心引发干眼症状

眼科科普官　苏途（主治医师）

现在学习、工作、生活都离不开手机、电脑这类现代化的电子产品，而这带来了很多眼睛的问题。如果使用期间感觉眼睛有干涩感、瘙痒感、异物感、畏光流泪，黏乎乎的眼部分泌物增多，甚至阵发性的视物模糊等，可能是引发或加重了干眼症状。

干眼病在我国的发病率为 21%~30%，已成为眼科门诊最常见的疾病之一。那如何缓解干眼引发的不适呢?

1. 重建规律的生活作息

作息时间紊乱、熬夜或过多睡眠，导致内分泌出现紊乱，可引起干眼的发生和原有干眼症状加重。所以保持良好的生活习惯，早睡早起，调整合理作息时间，避免熬夜，有助于干眼症状的控制。

2. 减少电子产品的使用

每天在电脑前工作 4 个小时以上的人中，90% 都患有干眼症。建议每隔 20 分钟，让眼睛休息，向远处眺望 20 秒。休息时还可以进行完全眨眼训练：默数 1（睁开眼睛）— 2（闭上眼睛）—3（维持闭眼状态）— 4（睁开眼睛），如此为一个循环，每天 3 次，每次做 15~20 个循环，可以很好地改善不全眨眼的习惯，改善泪膜的分布，缓解干眼的症状。

3. 保证合理的膳食结构

保证合理的膳食结构对眼部护理也很重要。在缺少户外运动的情况下，饮食更宜清淡、易消化，选择富含维生素 A、蛋白质的食物，如瘦肉、动物肝脏、牛奶、鸡蛋、胡萝卜、韭菜、菠菜、西红柿、豆类、新鲜水果、果仁、花生及瓜子等。还须注意补充水分，饮用绿茶。避免辛辣、油腻、重口味食物。

4. 放松心情及避免焦虑

焦虑、抑郁等情绪是干眼症的高危因素，干眼症相关疼痛和视物不适也可导致患者心情焦虑或抑郁。

避免情绪紧张焦虑而加重干眼；适当运动，提高睡眠质量，平衡身心，缓解干眼症状。

5. 学习干眼保健小妙招

（1）眼部清洁。眼部清洁主要指睑缘清洁，适用于长期化妆、睫毛根部有鳞屑状分泌物、睑缘有炎症、蠕形螨感染、油脂过多或者外出接触不洁环境后进行。眼部清洁不能直接用酒精消毒液等高刺激产品，必须使用眼部专用清洁产品，具体方法：使用时用清洁湿巾来回擦洗上下睑缘及睫毛根部 5~6 次。

（2）眼部热敷。热敷物理治疗可以融化睑板腺堵塞的睑脂，缓解睑板腺堵塞情况，改善眼表泪液的稳定性。热敷时可使用一次性发热眼罩或者热毛巾，闭眼热敷 10~15 分钟，温度维持在 40~42℃为最佳。一般建议每日 1~2 次，坚持 2~4 周。

（3）眼睑按摩。热敷后进行眼睑按摩，可帮助睑酯排出。具体方法：先洗净双手，一手食指指腹往外牵拉外眼角，另一手食指指腹自眉弓处向睫毛根部垂直方向按摩上眼睑，从内眼角往外眼角逐步推进。下眼睑自下往睫毛方向按摩，方法同上睑。每个眼睑按摩 5 遍。

（4）合理使用眼药水清洁。如果眼部有干涩异物感出现或加重，可适当使用人工泪液如玻璃酸钠等，以不含防腐剂产品最佳，每日 2~4 次。不要随便点用眼药水或其他眼部网红产品，部分产品对干眼虽有一定缓解作用，但其中所含的其他药物及防腐剂对眼表有一定副作用，所以不提倡长期使用。

最后，提醒家长，儿童也会得干眼症！尤其是网课教学逐渐增多、户外运动不足、学习压力的增加、过敏体质以及亲子关系等因素，都会让儿童出现类似成年人干眼的症状。如果你的孩子出现了干眼的表现，不要慌张，就先试试我们给的方法帮助孩子缓解眼睛不适。

花滑运动员转圈真的不晕？有一种病不转圈也晕

天旋地转竟是耳石症在搞怪
主讲：神经内科科普官
林盈盈（主治医师）

神经内科科普官 余佳（主治医师）

每次看到花滑运动员在冰上高速转圈，我们都会忍不住问："他转圈圈不晕吗？"晕，肯定晕！但是类似于花滑运动员、飞行员、宇航员等，在经过长期高强度训练后，前庭器官得到了锻炼，可以更好地控制身体平衡和应对头晕，因此比起普通人，他们不容易因为头晕出现"东倒西歪"的情形。

转圈会引发头晕，但现实中有一类人没有转圈也会觉得天旋地转，那是因为他们得了"眩晕病"。眩晕病是一类多发病、常见病，人群患病率高达4.9%，严重时会影响正常工作和生活。

眩晕主要分为周围性眩晕、中枢性眩晕、精神疾病相关性眩晕和全身疾病导致的眩晕等。其中周围性眩晕分类中的耳石症，是目前引起头晕或眩晕最常见的原因之一。什么是耳石症？为何会引发眩晕？就让我们一起来了解一下。

耳内小结石也可引发大眩晕

要想了解耳石症，首先就要知道什么是耳石。耳石是在耳朵里的"石头"，但不是"耳屎"。人类之所以能够正常活动，是因为在双侧的耳内有调节身体平衡的器官，耳石就是其中重要的一部分。正常情况下，耳石位于内耳的椭圆囊及球囊内，但若其从正常位置脱落至半规管内，患者体位改变时就会出现眩晕、恶心、呕吐等症状，这就是通常所说的耳石症。

耳石症占所有因头晕或眩晕来医院就诊患者的 24.1%，患者中女性比例大大高于男性，60 岁时发病率最高，老年女性中最常见。耳石症的复发很频繁，年复发率为 15%~20%。有研究统计，耳石症的终身患病率是 2.4%。尽管它是良性的，但患者的日常活动明显受限。

耳石症的病因目前还未明确，但可能与头部外伤、长时间的卧位或累及内耳的各种疾病有关。其他危险因素可能包括骨质疏松、高血压和非呼吸暂停性睡眠障碍。

眩晕发作有风险，精准复位转安康

尽管耳石症是一种良性的疾病，但它发作时患者感受到“天旋地转”，会严重影响人们的日常工作、生活质量，并伴有继发意外受伤的风险，因此仍需积极治疗。

那耳石症怎么治疗呢？其实“说难也不难”，让耳石“从哪里来回哪里去”即可。但“说不难也难”，它可不会乖乖听话就回去了！以往治疗都是通过医生的手法复位，让耳石回到正常生理位置，但传统手法复位有引起颈部、背部损伤等并发症的发生风险，且一次复位成功率根据医生的经验不等。

随着科技日新月异，如今可以通过“耳石诊治术（转椅辅助）”这项新技术对耳石症患者进行复位治疗。治疗过程充满太空感，患者被固定在可以进行体位改变的椅子上，通过“位置性试验”，医生观察患者有无耳石运动引起的眼震表现，以此判断耳石脱落到哪里，制订个性化方案予以复位。“耳石诊治术（转椅辅助）”能够对眼震的方向、速度、强度进行数字化处理，以最直观的方式提供给医生，并通过转椅转动，对患者的异位耳石进行复位。

上海市第十人民医院神经内科自开展该技术以来，已对1.5万余人次耳石症患者进行治疗和随访，一次复位成功率达91.7%。和传统手法复位相比，新技术的优势在于诊治过程更加精确，达到标准诱发体位和治疗体位，复位成功率更高更稳定，也可极大程度地避免颈背部损伤等并发症的风险。

希望耳石症患者们能早诊断、早治疗，减少眩晕痛苦，神清气爽地观看花滑运动员的优美转圈。

万物生长繁荣的季节，
生发你准备好了吗

整形外科科普官　刘广鹏（副主任医师）

夏季是万物生长繁荣、茂盛的季节，此时头发的生长也会更快一点。部分有脱发困扰的人，特别关心是否可以趁着这个季节，让掉了的头发重新长出来？一些呼吸道感染后的患者也发现，生病后头发掉得比平日多了点，是否自己也会成为秃发大军中的一员呢？

感染后脱发，多因头发缺营养

人体通常有 90% 的头发处于生长期，10% 的毛发在休止期，然后进入脱落期，所以每天掉发 100 根均属正常现象。呼吸道感染后的发热、肺炎、休息不好、营养不良等因素，都会导致头发的血供减少、营养变差、功能减退。这就会有更高比例的毛发从正常生长状态快速进入静止期甚至脱落期，加速和加重脱发症状，每天脱发超过 100 根甚至更多。女士们头发浓密，对毛囊的营养要求更高，因此感染后更容易出现脱发。这种非正常的脱发过程通常会持续一段时间，不过大家也不必过于担心自己会因此加入秃发大军中，因为毛囊生长是有规律周期的，头发脱落后毛囊即进入下一个新的生长周期。

因此要保证充足的营养摄入，多补充蛋白质和新鲜果蔬。平时多注意休息，保持平和的心态，这样可以缩短毛囊休止期，促进毛发的再生。当然，如果脱发时间超过 3 个月没有好转，还是要来找专业医生治疗。

雄激素性脱发需要早期且长期治疗

众所周知，常见的脱发多为雄激素性脱发（简称雄脱，亦通常所说的脂溢性脱发），是因雄性激素受体活性增强导致的毛囊萎缩、毛发稀疏并脱落的一种疾病。男女皆可发生雄脱，且发病率越来越高。

雄脱是一个逐渐加重的过程，因此我们强调早期治疗和长期治疗的重要性。一般而言，治疗越早疗效越好。

为了达到最佳疗效，通常推荐联合治疗，即口服非那雄胺和外用米诺地尔。非那雄胺的主要作用是抵抗雄激素作用。少数服药患者（＜5%）可出现男性乳房发育、睾丸疼痛、过敏反应、性欲减退等不良反应，但在停药后会慢慢消失。米诺地尔是能够促进毛发生长的有效外用药物。临床上有 2% 和 5% 两种浓度剂量，一般男性推荐使用 5% 浓度，女性推荐 2% 浓度。在使用最初的 1~2 个月会出现毛发脱落增加的现象，这是因为本来就处于休止期临近脱落的毛发加速脱落，后面很快就会长出来，要坚持使用 6 个月后再观察治疗效果。

植发也是目前治疗雄脱的一种方法，它是将非脱发区域，比如后枕部的毛囊，提取并处理后再移植至脱发或秃发区域，以达

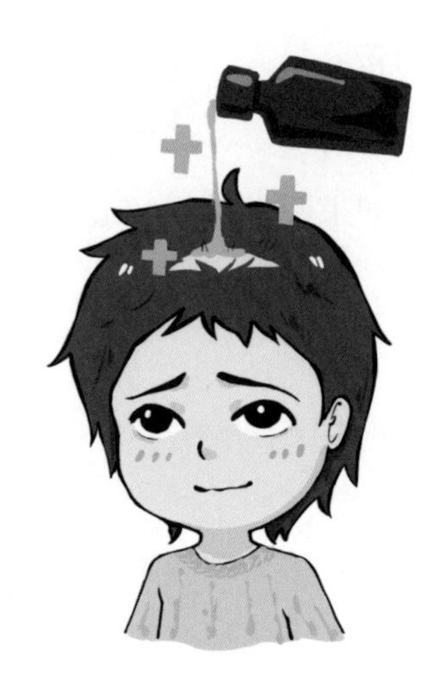

到改善外形美观的效果。一般移植的毛发在术后 2~4 周会出现不同程度的脱落，2 个月左右会出现生长，6~9 个月才可看到明显效果。但植发并非一劳永逸，植发后还是要继续使用上述防脱发药物，以维持秃发区域非移植毛发的生长以及生存状态。

预防脱发，清洁头发也很重要

为了预防脱发的发生，平常还是要注重头发的清洁。无脱发者，一般来说2~3天清洗一次头发即可，但对于头发易出油的雄脱患者，建议每天都要洗头，否则会加重脱发的情况。洗发时，不论是否脱发，水温都不宜超过 40℃，用了洗发水之后，用指腹轻轻揉搓按摩头皮，不可太过用力，按摩 5 分钟左右后冲洗干净，勿残留。

愿大家在这个万物生长茂盛的季节，都能拥有“生生不息”的秀发。

七月 防暑

明媚灿烂的阳光，丰富多汁的水果，都是大自然在七月给予我们的馈赠。在这个充满活力的季节里，人们可以尽情地享受自然的美好。然而，在这一年中最热的时节，也容易引发高温中暑、过敏等情况。如果过于贪凉或过食生冷，同样也会为健康留下隐患。夏令调养的重要性不亚于冬令进补，通过夏季饮食、起居等各方面的健康保健，一样能为身体打下基础。请跟随首席科普官来开启七月健康贴士，一起度过美好的夏天。

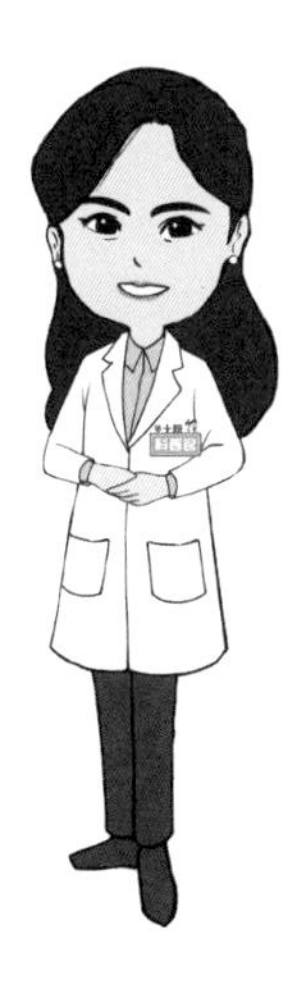

颜琼枝

中医科　主治医师

擅长：运用中医气血理论诊治心脑血管疾病、代谢性疾病等。

高温来袭，当防中暑

急诊医学科科普官 周书琴（副主任医师）
朱凯（主治医师）

高温来袭 谨防中暑
主讲：急诊医学科
科普官
周书琴（副主任医师）

随着小暑节气的到来，即将迎来持续高温天气，如果不能及时注意防护，极其容易出现中暑现象。

中暑是指在高温和热辐射的长时间作用下，机体体温调节障碍，水、电解质代谢紊乱及神经系统功能损害出现症状的总称。中暑是一种威胁生命的急诊病，若不给予迅速有力的治疗，可引起抽搐和死亡，造成永久性脑损害或肾衰竭。

中暑的原因有哪些

1. 环境因素

高温、高湿度是引发中暑的主要环境因素，高温会导致人体产热上升，高湿度则会让汗液蒸发困难，从而散热困难。所以当人体无法适应和耐受湿热环境的情况下，产生的热量大于散发的热量，就会出现热量蓄积、体温升高，最终引发中暑。

2. 个人因素

个人因素涉及的就颇多了，比如劳动强度大、体质较弱、营养不良、补水较少、高温作业等等。不过大多数的中暑事件，多以环境因素为主要诱因，结合了个人因素后，可能会加快病情的发展，引发更危险的热射病。

如何早期发现是否中暑了

早期中暑的症状：头晕、头痛、口渴、大量出汗、四肢无力、注意力不集中、眼花、耳鸣等。

如不能及时处理，症状会继续加重，出现皮肤灼热、面色潮红、四肢湿冷、脉率增快等症状。如若再无法处理，症状会进一步加重，出现意识障碍、高热、抽搐等症状，而达到这一地步，病死率将显著升高。

如何处理中暑

现场急救 脱离中暑环境，首先将患者搬到阴凉通风的地方平卧（头部不要垫高）。

快速降温 解开衣领、衣物，加快散热，同时用浸湿的冷毛巾敷在头部，如条件允许，还可用冰块或冰棒敷其头部、腋下和大腿腹股沟处，同时用井水或凉水反复擦身，扇风进行降温。

补充水分 及时补充缺失水分，可服用一些含盐成分的饮料。

病情监测 持续监测体温情况。

紧急就医 症状严重或无好转者应立即送至医院救治。

如何预防中暑

- 保持凉爽、通风的环境；
- 避免或减少高温下的户外活动；
- 降低高温环境下运动的强度；
- 及时补充水分、盐水；
- 注意出行防晒安排；
- 注意婴幼儿的监护。

老年人夏季保健这样做

老年病科科普官　李瑾（副主任医师）

老年人在夏季更加容易中暑，这是由于老年人对高温和湿度的适应能力较弱，身体水分含量相对较低，水分代谢能力也较弱，因此更容易出现脱水现象。而这一系列情况会增加老年人心血管疾病的负担。为了帮助老年人安稳度过夏季，这里给出一些更详细的夏季保健建议。

1．保证充足的水分摄入

在夏季，老年人更容易脱水，因此要确保足够的水分摄入。建议每天喝足够的水，以“少量多次”的方式饮水。最好选择30℃以下的温开水，8 杯或更多，避免饮用冰水刺激胃肠道和心脏，以保持身体水分平衡。

2．调整饮食

老年人应摄入营养均衡的食物，包括新鲜水果、蔬菜、全谷物、蛋白质和健康脂肪。由于老年人的胃肠道较为敏感，应避免食用过冷的食物，减少高盐、高糖和高脂肪的摄入。建议多食用富含水分的食物，如西瓜、橙子、黄瓜和番茄等，可首选蒸煮方法，减少烹饪时间以保留食物中的水分。

3．调整室内温度和通风

老年人可通过使用空调或风扇来调节室内温度，但需注意温度适宜，以 26℃左右为宜，避免过度依赖空调。空调或电扇的冷风不宜直接对着人吹，避免着凉引发健康问题。同时保持室内通风，打开窗户，利用自然气流使空气流通。

4. 适度参与户外活动

在夏季炎热的时段，尤其是中午和下午的高温时段，老年人应尽量避免在户外活动。如果需要在户外活动，选择清晨或傍晚温度较低的时段，应尽量避免剧烈运动。

5. 穿着适合的衣物

老年人的身体散热能力相对较差，因此应选择穿着宽松、透气的衣物，以便身体散热。优先选择棉质和透气性好的材质，避免穿着紧身和不透气的衣物。此外，选择浅色衣物可以减少太阳的热量吸收。同时，戴宽边帽子和太阳镜，以保护头部和眼睛免受阳光直射。

6. 采取防晒措施

老年人的皮肤较为脆弱，容易受到紫外线的伤害，因此在出门前应涂抹防晒霜，选择防晒指数较高的产品。尽量避免在烈日下暴露，寻找阴凉的地方或使用遮阳伞等物品，以减少阳光直射。

7. 定期体检

老年人在夏季更需要关注自身的健康状况，建议定期进行身体健康检查，包括血压、血糖、体重的监测，以及其他相关的健康指标。定期体检有助于及时发现和处理健康问题，保持身体健康。

最后，老年人在夏季要注意遵循上述保健措施，以轻松度过夏天，避免因高温而产生不适。另外，与医疗保健专业人士保持定期沟通，根据个人的健康状况和医生的建议进行调整和管理。

水果当饭吃，饱腹又减肥？别相信所谓的“秘方”了

糖尿病患者可以吃西瓜吗
主讲：神经内科科普官
陈茹芸（护师）

临床营养科科普官　韩婷（主任医师）
李子祥（营养师）

夏日来临，西瓜、葡萄、桃子等水果纷纷上市。很多人听说“水果当饭吃，既可以饱腹又可以减肥”，索性抛弃正经三餐，顿顿都选择水果。那这样吃能否达到理想的减肥效果呢？从营养学的角度告诉你，千万别相信所谓的“秘方”了。

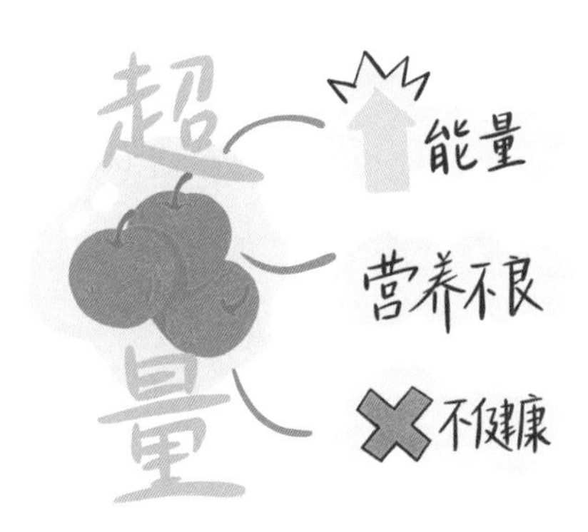

水果不宜当饭吃

1. 能量摄入超标

新鲜水果富含水分，是人类膳食中维生素、矿物质和膳食纤

维的重要来源。水果含有机酸和生物活性物质，适量吃可以补充营养，降低肥胖与超重的发生风险，但过量或直接把水果当饭吃却很可能会导致能量超标。

比如西瓜，每100克含有的能量为129千焦，而100克米饭含有的能量为486千焦，乍一看好像是西瓜所含能量低。但一个中等大小的西瓜，重量约为3~4千克，那么所含能量达到3897~5196千焦，由此可见，即使一次仅吃半个西瓜，就远远超出吃一碗米饭摄入的能量。

常见的新鲜水果每100克含能量84~1048千焦，很多水果能量含量甚至超过肉类，如椰子为1009千焦/100克，牛油果为716千焦/100克，榴莲为629千焦/100克，如果无节制食用上述高能量水果代替正餐，反而可能会摄入更多能量。

2. 导致营养不良

我们每天的膳食应包括谷薯类、蔬菜水果类、畜禽鱼蛋奶和豆类食品，丰富多样的品种选择才能保证摄入足够的蛋白质、脂肪、碳水化合物、维生素和矿物质。水果的营养价值虽然很高，但是缺少人体必需的蛋白质、脂肪以及钙、铁、锌、维生素B等微量元素。

如果长期把水果当饭吃，摄入的营养成分必然过于单一，无法满足身体需求，容易引起营养不良，降低新陈代谢的速率，以致生长发育受限，不利于人体健康。

3. 损害身体健康

水果中所含碳水化合物为6%~28%，主要为果糖、葡萄糖和蔗糖。果糖是一种单糖，在体内最主要的代谢场所是肝，其中一部分会变成脂肪储存起来。如果长期大量摄入水果，果糖不能够及时代谢，会增加肝脏负担，导致肝内存储大量脂肪，引起非酒精性脂肪肝。同时导致体脂代谢异常，增加高脂血症、肥胖的发病风险。而且，长期大量摄入果糖可能导致胰岛素抵抗，这就意味着胰岛素对血糖变化的敏感性会下降，增加糖尿病的发病风险。

此外，夏天不少人为了清凉解暑，会选择冰镇水果，但如果空腹吃太多冰镇后的水果，很容易让胃肠道等消化器官突然受到刺激，出现收缩、痉挛，引发胃痛。长此以往，易患上肠胃疾病。

水果应该这样吃

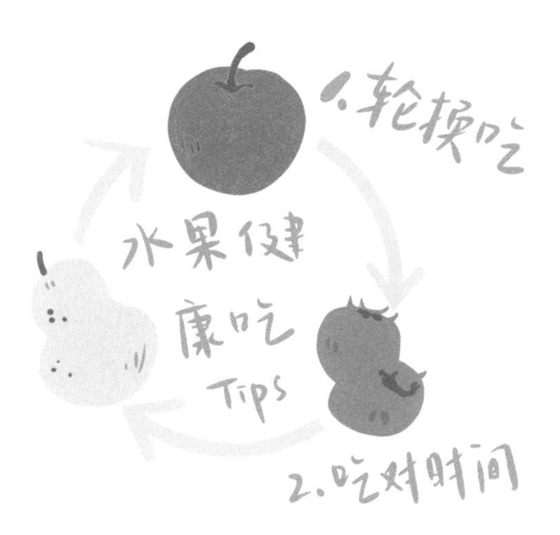

1. 控制总量，根据重量自由搭配

虽然不能把水果当饭吃，但每天吃适量水果对健康非常有益。按照《中国居民膳食指南（2022）》的建议，每人每天摄入200~350克新鲜水果比较适宜，也就是我们1~2个拳头的大小。

建议每人每天可吃2~3种水果，每天轮换着吃，并根据其重量自由搭配。同时，水果应尽量选择当季的新鲜水果，果汁不能代替鲜果。

2. 吃对时间，根据具体情况调整

吃水果的时间可根据具体情况进行相应的调整。如果早餐营养构成比较单一，比如只有主食和肉蛋奶类，那么就可以在早餐时吃水果，有利于营养均衡；如果想控制体重，则可以在餐前吃水果，有利于控制进餐总量；如果胃肠功能不佳，宜在饭后少量食用，减轻消化负担。

特殊人群如糖尿病患者应选择升糖指数（GI）较低的水果，如李子、樱桃、柚子、青苹果等，食用水果的时间可选择两餐中间或者运动前后，当血糖较高或波动较大时，则应暂停吃水果。

总而言之，水果的营养再丰富，也不能把水果当饭吃。应以正餐为主，水果为辅，合理食用水果，均衡饮食才能均衡营养。

哮喘患者自我管理要牢记 4 点

小儿过敏性疾病的脱敏治疗
主讲：儿科科普官
崔赛男（主治医师）

呼吸与危重症医学科科普官 宋小莲（主任医师）

哮喘患者该如何做到自我管理呢？以下 4 点要牢记！

1. 正确使用吸入药物，并遵医嘱频率使用

大部分哮喘患者需要两类药：

（1）预防哮喘发作的药物（控制药物） 保护肺部，阻止哮喘发作，目前常用的有吸入糖皮质激素和长效支气管扩张剂联合制剂（如沙美特罗替卡松干粉吸入剂、布地奈德福莫特罗干粉吸入剂）、口服孟鲁司特片等。

（2）快速缓解药物（缓解药物） 用来缓解急性哮喘发作的症状。目前常用的有万托林，信必可和启尔畅在原有剂量上加量也是有一定急救作用的。

特别强调，这些药物应该规律遵医嘱用药，切记不可自行减量，更不可随意停药。此外，正确使用吸入药物，如果操作不正确，即便天天用药也达不到应有的疗效。

2. 远离诱发哮喘发作的因素

很多东西会诱发哮喘发作，这些东西被称为“诱发因素”，主要有：①动物皮毛；②香烟烟雾；③床上和枕头上的尘螨；④跑步、运动和重体力劳动；⑤树和花草的花粉；⑥雾霾天气；⑦打扫产生的灰尘；⑧强烈的气味和喷雾；⑨感冒。

尽量避免接触各类诱发因素，不要让动物到床上或走进卧室；拒绝吸烟 / 电子烟；保持床铺清洁，经常用热水清洗床单和毯子，把它们放在太阳下晒干；进行清扫或除尘时，佩戴口罩或围巾；季节变换时，及时增减衣服，预防感冒。

尤其当室内炎热或闷热、有烹饪烟雾、刺激气味、吸尘器打扫地板时，开大窗户。

当室外空气中汽车尾气、工厂污染废气重，花草或树花粉浓度高时，要关闭窗户。

此外，消毒剂也有可能刺激哮喘发作，应提前注意防范。

3. 做好哮喘的自我监测

学会识别哮喘发作的信号，与平时相比，突然出现以下哮喘症状或症状加重时，应警惕哮喘的发作：①咳嗽；②喘息；③胸闷；④夜间醒来。

这里有一个哮喘控制测试评分表，患者可以自己在家监测：

哮喘控制测试（ACT 评分表）

以下测试可以帮助哮喘患者（12 岁及以上）评估哮喘控制程度。请尽可能如实回答，这将有助于你与你的医生讨论你的哮喘。共有 5 个问题，请选择每个问题的得分。最后把每一题的分数相加得出你的总分。

问题	1 分	2 分	3 分	4 分	5 分	得分
1. 过去 4 周内，在工作、学习或家中，有多少时候哮喘妨碍你进行日常活动？	所有时间	大多数时候	有些时候	很少时候	没有	

（续表）

问题	1分	2分	3分	4分	5分	得分
2. 过去4周内，你有多少次呼吸困难？	每天不止1次	一天1次	每周3~6次	每周1~2次	完全没有	
3. 过去4周内，因为哮喘症状（喘息、咳嗽、呼吸困难、胸闷或疼痛），你有多少次在夜间醒来或早上比平时早醒？	每周4晚或更多	每周2~3晚	每周1次	1~2次	没有	
4. 过去4周内，你有多少次使用急救药物治疗（如沙丁胺醇）？	每天3次以上	每天1~2次	每周2~3次	每周1次或更少	没有	
5. 你如何评估过去4周内你的哮喘控制情况？	没有控制	控制很差	有所控制	控制很好	完全控制	
					总分	

得分：

（1）25分，代表在过去4周内，你的哮喘已经得到完全控制。没有哮喘症状，生活也不受哮喘所限制。如果有变化，请联系你的医生。

（2）20~24分，代表在过去4周内接近目标，你的哮喘已经得到良好控制，但还没有完全控制，你的医生也许可以帮助你得到完全控制。

（3）低于20分，代表在过去4周内未达到目标，你的哮喘可能没有得到控制。你的医生可以帮你制订一个哮喘管理计划，帮助你改善控制哮喘。

特别提醒：若评分≤ 19 分提示哮喘未控制，应及时就诊，避免危险的发生。

有条件的患者家里可以备一个峰流速仪，每天监测呼气峰流速。

4. 了解哮喘发作时的处理方法

（1）立刻离开诱发哮喘的危险因素。

（2）使用哮喘缓解药物：每次吸入万托林 1~2 吸，若情况无明显缓解，每隔 20 分钟后可以再吸 1~2 吸，直至症状缓解；若平时使用信必可和启尔畅也可以加吸，但是要注意总用量（信必可 160 微克包装剂量的每日最高剂量是 8 喷，信必可 320 微克包装剂量的每日最高剂量是 4 喷，启尔畅每日最高剂量为 4 喷）；若本身是重度哮喘患者，可以口服全身糖皮质激素，口服剂量可以为每天 0.5~1 毫克 / 千克，根据病情分 1~2 次口服。

（3）若症状没有缓解甚至有加重的趋势，应及时就医，并视情况拨打 120 寻求帮助。

哮喘不能治愈，但可以控制！平时的预防是重中之重。

八月 清养

八月是夏季的尾巴，气温高、湿度大，养生的重点是防暑降温和调理身体。全民健身日设在这个火辣的月份，运动有益健康，但夏季运动要注意适度，避免高温时段和剧烈运动，以免中暑或身体过度疲劳。夏季也要注意泌尿系统和肠道的健康，头痛也可能在这个季节发作。总之八月仍需注重防暑降温，饮食宜清淡卫生、适度运动、充足睡眠，注意个人体质和环境的差异，根据自身情况进行调整，以达到最佳的养生效果。

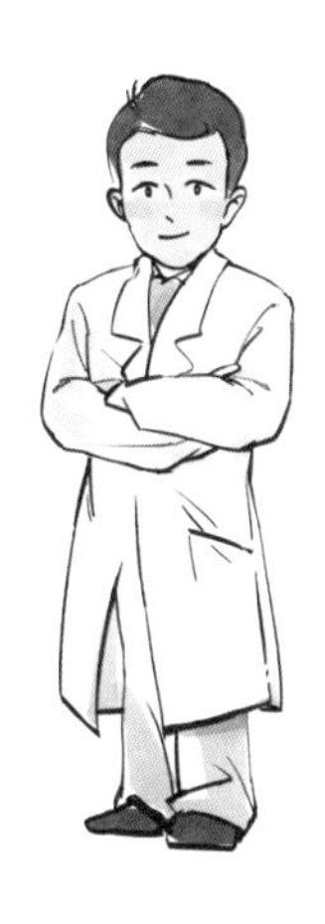

余　飞

甲状腺疾病诊治中心　主任医师

擅长：甲状腺疾病如甲状腺功能亢进症、甲状腺功能减退症、甲状腺结节、甲状腺肿瘤、桥本甲状腺炎、妊娠期甲状腺功能异常等的中西医结合诊疗。

三伏天不怕热，可能是得了甲状腺疾病

甲状腺疾病诊治中心科普官　余飞（主任医师）

入伏后，炙热的天气都快把人“熔”化了，消暑降温是常态。然而有一群人却一点都不怕热，不开空调，不吹电扇，照样怡然自得。你的身边是否也有这类不怕热的人？但从我们医生的角度来看，还是要提醒你，如果亲朋好友中有这样的人，赶紧劝他来医院查下甲状腺功能，有可能是与甲状腺的某些疾病相关。

不怕热，提示可能甲状腺功能减退症了

三伏天都不怕热，可能提示甲状腺功能减退症（简称甲减），这是一类由于不同原因引起的甲状腺激素合成、分泌或生物效应不足所致的机体代谢减低的综合征。

甲减患者除了夏天不怕热、冬天更怕冷之外，还会有一些其他症状表现，比如说莫名其妙的乏力，皮肤粗糙泛白，吃不下饭，便秘，变胖；有时候甚至神情淡漠，记性差，反应迟钝；还可能会表现心肺功能问题，如气短、胸闷等。在生殖系统方面，女性也可能表现为经期延长，月经量过多；男性则有性功能减退的表现。

如果有上述表现中的任何一项，都建议查一下甲状腺功能。

一旦发现甲减，提醒大家尽早规范诊疗。

甲减患者的三伏天保健

如果确诊为甲减，也不用着急。现在可以通过甲状腺激素替代疗法来治疗，可以改善症状，缓解病情。

在这里我们也给甲减的患者提供一下安度夏日的方法：

不吃寒凉食物——如西瓜、冷饮，可能会造成胃肠道不适；

多多补充水分——防止皮肤干燥、头发脱落；

携带长袖外套——空调温度低的地方可以及时穿上避凉；

避免熬夜贪玩——充足的睡眠可以提高自身免疫力；

谨遵医嘱用药——规范诊疗是控制病情最重要的法宝。

尿色的秘密

泌尿外科科普官　陈祎飒（主治医师）

正常人每天都会排尿，人体通过尿液可以将产生的废物排出体外，大多数人都不会去在意这些排泄废物，然而尿液不仅仅是身体代谢的废物，更是我们健康状态的风向标。尤其是尿液的颜色，就能让我们快速判断一个人的健康状态。

红橙黄绿青蓝紫，各色尿液病不同。当原本淡黄色的尿液，变成了“五彩斑斓”，那就该引起重视啦！

那么不同颜色的尿液，分别提示身体出现了什么问题呢？

1. 红色尿（血尿）

血尿，相信是大家最熟悉的词汇，它可能来自人体泌尿系统的任何一个部位，最常见的原因是尿路感染以及尿路结石，它们往往会同时伴有尿痛、腰痛等症状。如果血尿来得悄无声息，那大家反而要千万小心，很有可能就是泌尿系统肿瘤的最初表现，所以一定不能掉以轻心。

2. 深棕色尿（酱油尿）

如果尿出和酱油一样颜色的尿液，那可千万注意了，这和饮水过少导致的尿色加深完全不同。尤其是当过量运动健身，同时伴有局部肌肉疼痛、发热的表现，那就有可能是横纹肌溶解综合征。因为运动导致大量肌肉破坏，排泄进入了尿液，严重的甚至会引起肾衰竭，一定要及时就诊！

3. 白色尿

白色尿液并不多见，中青年男性偶尔从尿液中看到白色黏液是正常现象，但是如果反复、长期出现白色尿液就要留个心眼儿了。尿路感染引起的脓尿，肿瘤、结核、丝虫病等引起的乳糜尿，这些疾病都是不容小觑的。

4. 深黄色尿

当大家忙于工作，没空喝水经常会发现自己尿液的颜色变成了深黄色。没错，当人体吸收水分过少或者排汗较多时，尿色会呈现深黄，证明你该多喝些水了。同时如果服用了一些像维生素 B、甲硝唑等药物也会造成尿色深黄。不过要是你发现自己不但尿色深黄，连皮肤也变黄了的话，那问题可就没这么简单了，很有可能是肝脏出了问题，可得第一时间上医院了。

总之，如果尿里出现了“别样的色彩”，说明身体可能出现了问题。尿色是泌尿系统疾病的指南针，对尿液特征的准确判断，是把握健康的第一把金钥匙。

3 个问题带你了解偏头痛

神经外科科普官　尹嘉（主任医师）　左振兴（主治医师）

偏头痛是一种慢性阵发性神经系统疾病，且易和多种神经系统症状共患，是神经系统第一致残疾病，被确认为“全球十大致残疾病”之一。

第一问：偏头痛到底是个啥

偏头痛是哪儿痛？偏头痛常表现为反复发作的一侧或两侧搏动性的剧烈头痛，多发生于头部额颞一侧，所以俗称为偏头痛。

其实它可累及头部的任何部位。患者经常报告为单侧性(60%)，并因身体活动或头部运动而加重 (90%)，常累及后颈部和斜方肌区域（75%）。但偏头痛也可以是双侧的、轻微的、无搏动性的，伴或不伴有颈部疼痛，所以这种情况可能被误诊为紧张型头痛。

1. 部分人可有先兆

临床偏头痛发作通常可以根据其与头痛的时间关系分为 3 个阶段：先兆期（头痛之前）、头痛期和后症状期（头痛消退后）。先兆症状只存在于约 1/3 的偏头痛患者中，通常始于疼痛发作前几小时或几天。常见偏头痛的先兆症状主要有以下这些：打哈欠、多尿、情绪变化、皮肤异常性痛觉（如颈部疼痛）、注意力不集中和胃肠道症状（如恶心、呕吐）等。其他心理表现（如焦虑、抑郁、易怒）、神经疾病（如畏光、畏声）和颅副交感神经症状（如流泪等）也可能在疼痛发作前出现。

偏头痛
先兆症状
焦虑
易怒
抑郁
皮肤异常性疼痛
打哈欠
多尿

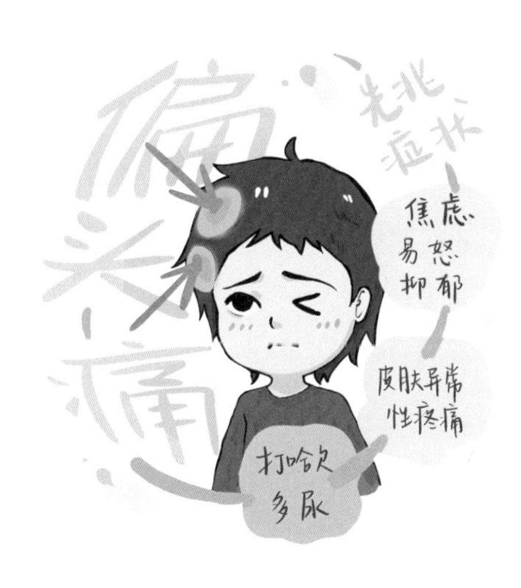

2. 发作时间有持续

疼痛可发生在白天或夜间的任何时间，但通常更多发生在睡眠期间、醒来后或者在早晨起床后不久。

大多数患者头痛发作时疼痛强度至少为中度或重度。达到峰值强度的中位时间为 1 小时，中位持续时间为 24 小时。成人偏头痛的持续时间为 4~72 小时，儿童为 2~48 小时。

第二问：吃止痛药会有依赖性吗

偏头痛急性发作时，应尽早给予治疗，这是确保疗效的重要原则。在偏头痛发作急性期，常用药物有曲坦类药物、非甾体抗炎药和止吐药等，是偏头痛急性期的首选用药。

但不少患者担心用了止痛药会有依赖性，想用药又不敢用。急性偏头痛药物的频繁使用可能与偏头痛的恶化有关，止痛药的过度使用确实会导致对药物的依赖，这是真的。

那么，什么是止痛药的“过度使用”呢？如果每月至少 10 天使用麦角胺、曲坦类、联合镇痛药或阿片类药物，持续至少 3 个月；或每月至少 15 天使用简单镇痛药（如非甾体抗炎药），持续至少 3 个月，这就属于药物过度使用。

故而，频繁偏头痛发作的患者，最好将简单镇痛药（如非甾体抗炎药）的使用减少到每月少于 15 天，将曲坦类、麦角类或联合镇痛药的使用减少到每月少于 10 天。

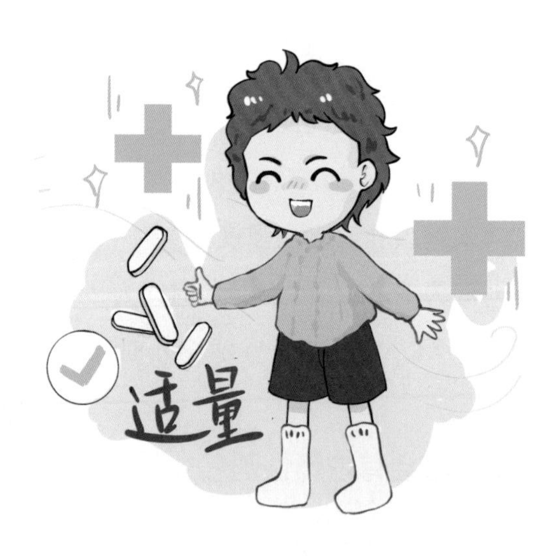

第三问：偏头痛能根治吗

偏头痛通常不能根治，其治疗的目的仅是终止头痛发作、缓解伴发症状和预防复发。同时，偏头痛的长期预后因人而异，患者可以完全或部分临床缓解，也可以数十年发作频率、严重程度或症状不变，或发展为慢性偏头痛。

患有慢性偏头痛的患者，使用预防性药物时往往不怎么“听话”。其实，对于具有一定适应证的偏头痛患者来说，预防性用药很有必要。

其他包括改善肠道微生态（针对胃肠道症状）、外部三叉神经刺激、无创迷走神经刺激、枕骨神经局部麻醉阻滞（目标神经包括眶上神经、滑车上神经、枕大和枕小神经、耳颞神经以及蝶腭神经节）、行为治疗（包括生物反馈辅助放松训练和认知行为治疗）和单克隆抗体（半衰期长的优势）治疗等，是治疗偏头痛的新兴疗法。

此外，中医中药对偏头痛也有一些独到、有效的防治方法，值得探索。

活动不足影响健康？足不出户可以这么运动

行云流水健康操
主讲：骨科科普官
宋辉（康复治疗师）

康复医学科科普官　张雨（康复治疗师）

身体活动不足是导致全因死亡、心血管疾病死亡、肥胖、肌少症、衰弱和失能以及与其他衰老相关慢性疾病的潜在风险因素。积极运动和健康饮食有助于保持身心健康。世界卫生组织提出，65 岁及以上的成年人每周应进行 150 分钟中等强度或 75 分钟的高强度有氧运动，以及 2 天及以上的肌肉强化运动（即力量 / 抗阻训练）。

其实不需专业场地，在家也可以利用有限的空间选择性地进行一些身体活动。为了更好地坚持并减少损伤，建议先从单一的运动方式开始，让久坐的老年人逐渐适应运动。

1. 原地踏步（30 秒）

第一步：预备姿势。

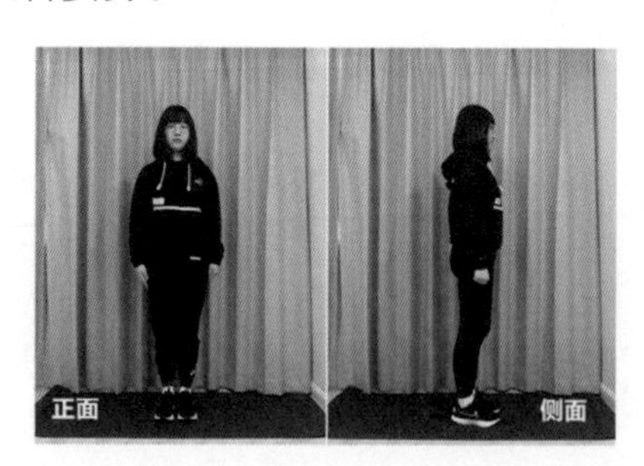

第二步：抬右腿，举左臂。

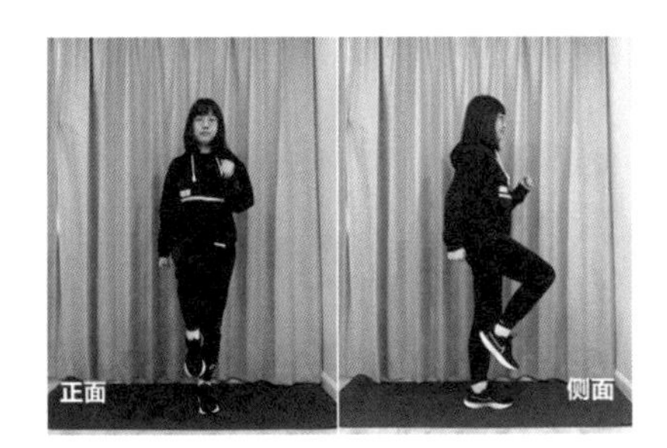

第三步：抬左腿，举右臂。

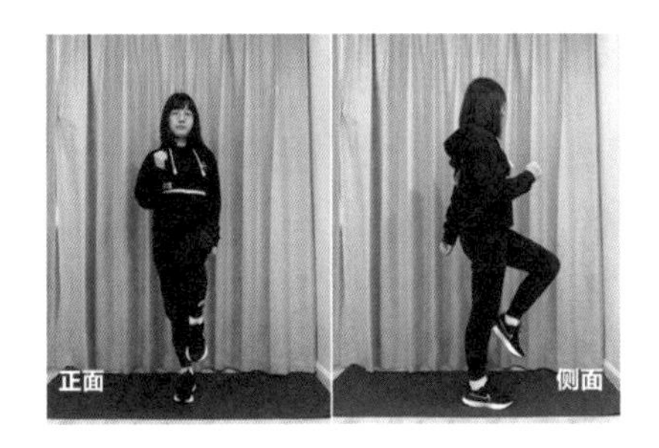

动作要领：手脚交替协调配合，保持呼吸平稳。

目的：能促进下肢血液向上回流到心脏，有利于全身血液循环畅通，原地踏步时还可加强心脏收缩，从而增加心脏功能。

2. 侧向开合（1 分钟）

第一步：左腿向左跨步，双手平举；左腿收回，双手向上合掌。

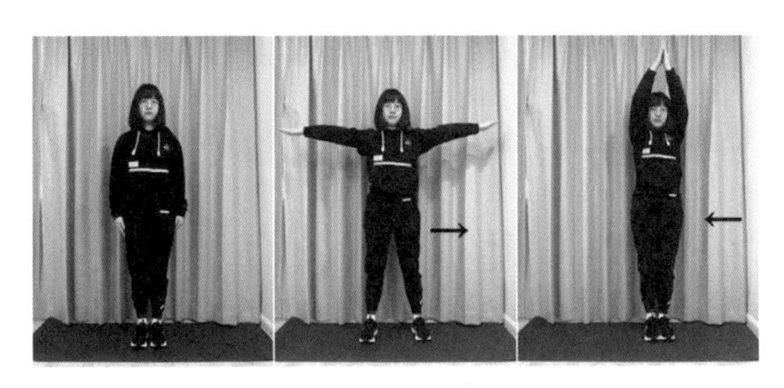

第二步：右腿向右跨步，双手平举；右腿收回，双手向上合掌。

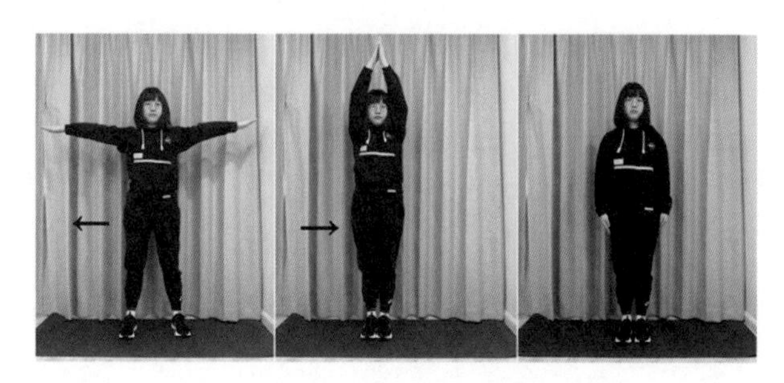

动作要领：收紧腹部，手臂用力绷紧，用肩部力量抬臂，身体横向移动与肩同宽，双手双脚交替开合。

目的：可以提高呼吸和心血管功能，能预防和延缓老年人的呼吸和心血管疾病的发生，锻炼提高上肢肌肉力量，改善关节功能，延缓骨质疏松。

3. 踢腿出拳（1 分钟）

第一步：预备姿势。

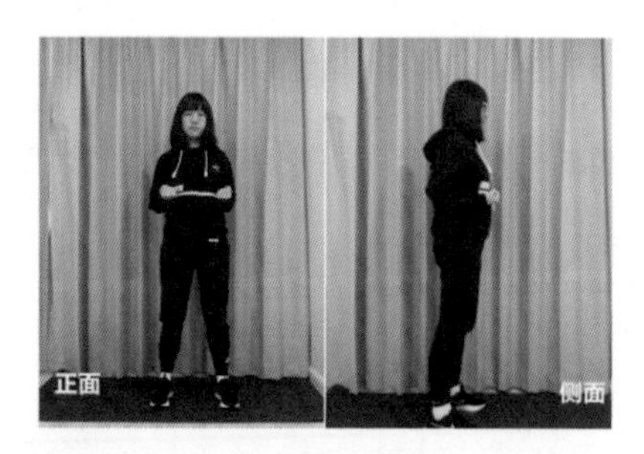

第二步：出右拳，左腿向前踢。

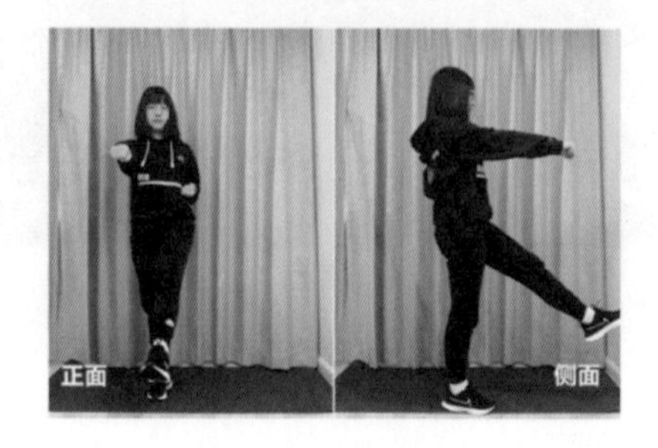

第三步：出左拳，右腿向前踢。

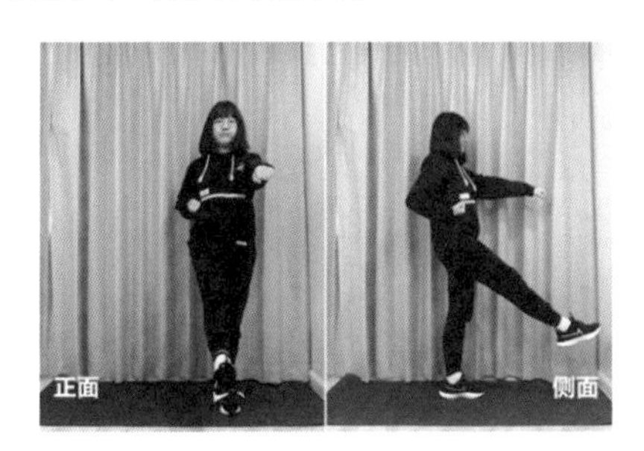

动作要领：保持身体重心稳定，单腿向前侧踢约 45 度，同时对侧手臂平与肩向前出拳，双手双脚交替练习。

目的：活动下肢肌肉，增强核心稳定性，有助于延缓肌力衰退，保持和改善关节运动的协调灵活性。

4. 体侧伸展（1 分钟）

第一步：左腿向左跨步，右臂向上伸展，带动身体向左屈体。

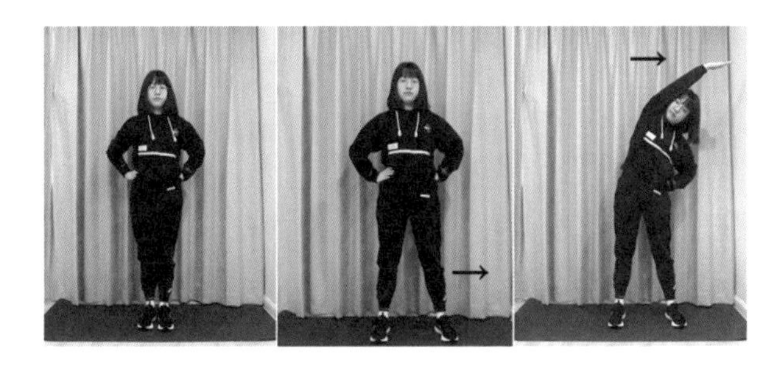

第二步：右腿向右跨步，左臂向上伸展，带动身体向右屈体。

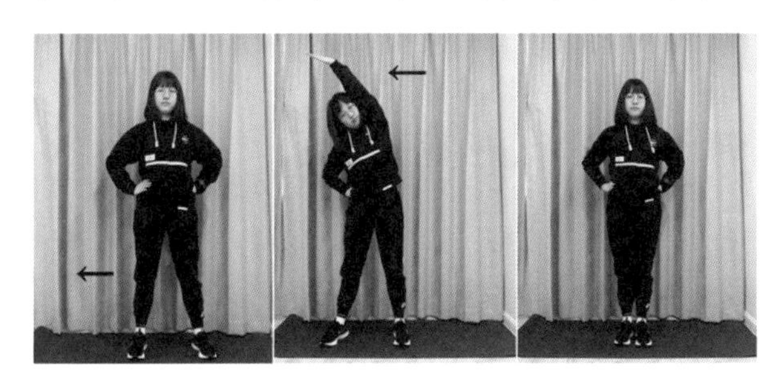

动作要领：收紧腹部，单腿向同侧移步与肩同宽，对侧手臂带动腰部体屈由外向上伸展，双手双脚交替练习。

目的：身体得到充分拉伸，侧腰肌群得到锻炼，提升身体的柔韧程度，帮助增加关节之间的协调能力，可以让身体变得更加平衡。

5. 屈肘后踢（1 分钟）

第一步：双腿分开，双手向前平举。

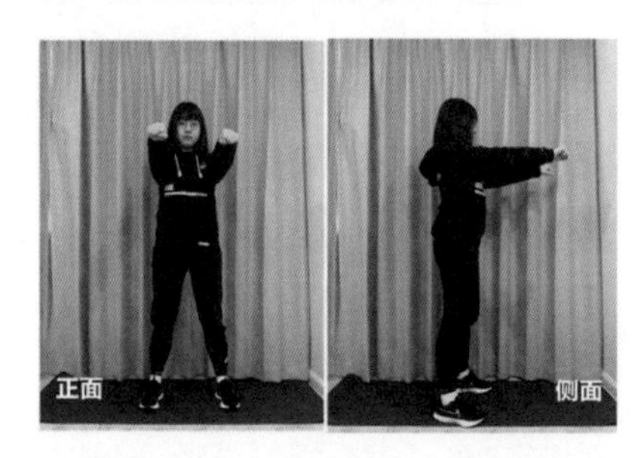

第二步：左腿向后踢，双手向后收回。

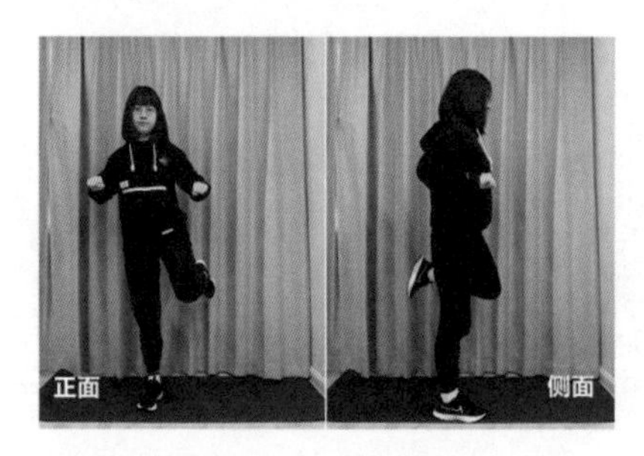

第三步：右腿向后踢，双手向后收回。

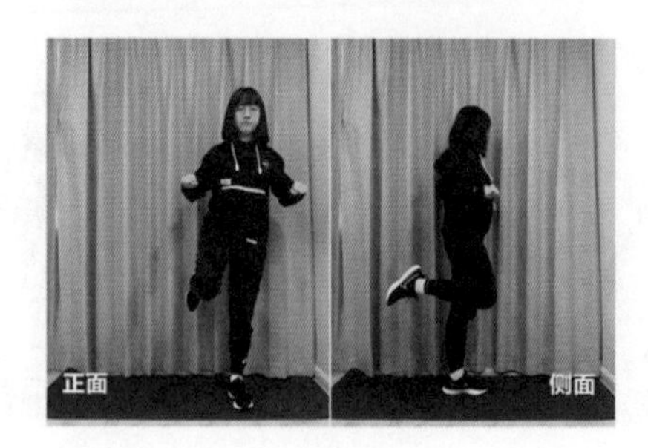

动作要领：双手抬起平与肩屈肘向后，单腿向后踢尽量触及臀部，双脚交替上肢动作相同。

目的：加强下肢肌肉力量，增强核心稳定性，有助于延缓肌力衰退，保持和改善关节运动的协调灵活性。

6. 呼吸整理（30 秒）

第一步：双臂缓慢向外、向上伸展。

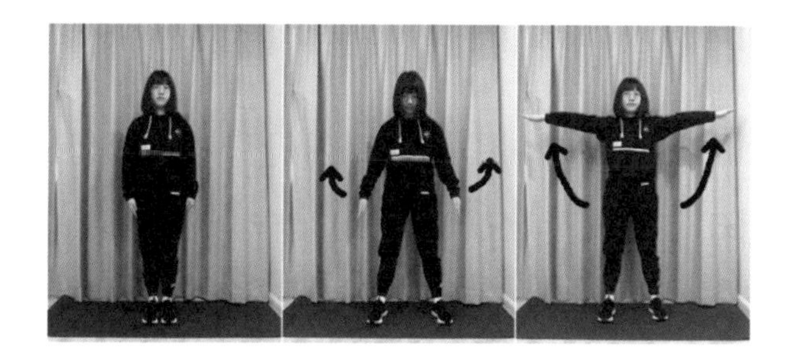

第二步：双臂向上伸展至头顶，再缓慢向内、向下收。

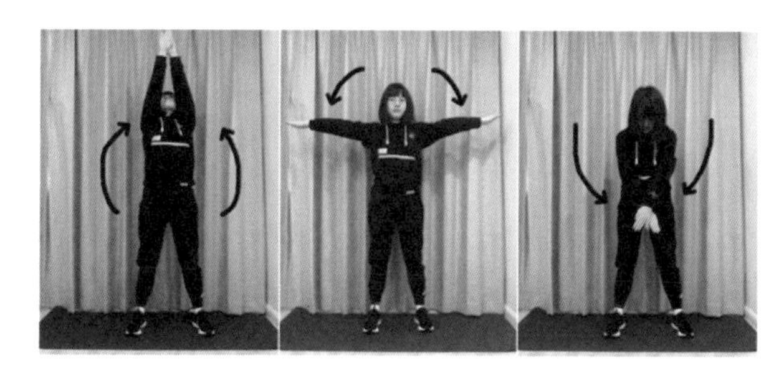

动作要领：手臂上抬时吸气，下落时呼气，身体充分伸展，动作尽量缓慢。

目的：增强肺功能，提高肺的通气和换气功能，增加通气量和换气量，提高肺活量，促进肺本身的抵抗力，让人始终保持身心愉悦。

每组 6 个动作完成大致需要 5 分钟，建议中老年人每天可做 4~6 组，每周坚持锻炼 3 次及以上。建议所有人在进行运动时，要根据自身情况，量力而行。当然，运动的时间也要把握好，注意不要因为运动噪声，影响到邻里休息。

粪便能致病也能治病，了解一下菌群移植的功效

滥用抗生素，肠菌易作乱
主讲：结直肠专科科普官
杨波（主治医师）

结直肠病专科科普官 陈启仪（副主任医师）

近年来，“粪便治疗疾病”的新理念浮出水面，不仅在医学界引起反响，在普通百姓中也逐渐开始热议。然而绝大部分人对其仍感陌生，且不理解为何之前一直被认为会导致疾病的粪便现在反而可以用来治疗疾病呢？粪便中到底存何奥义？现代医学又是如何用粪便治疗疾病呢？又有哪些疾病适宜粪便治疗呢？其安全性又如何呢？就让我们一起来了解一下这个有点“匪夷所思”的治疗新方法。

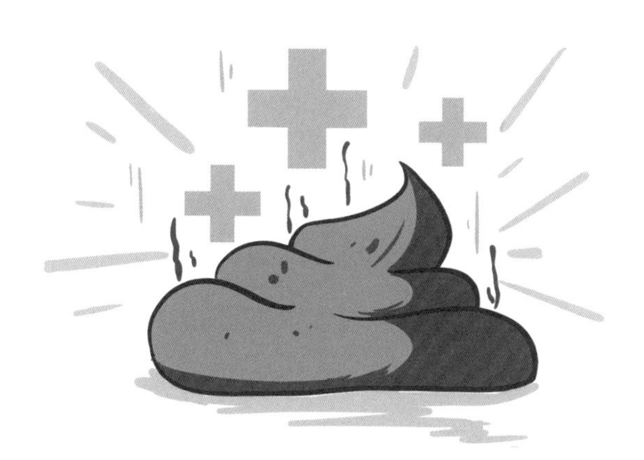

粪便治疗的前世今生

其实，现在医学界已经将“粪便治疗”定义为“菌群移植”，其概念为将正常人粪便中的功能菌移植给患者，治疗其肠道及肠道外的疾病。这一治疗方法并非空穴来风，古今中外早有记载。

在公元300余年前，葛洪的《肘后备急方》首次应用粪便来治疗疾病，其提到“绞粪汁，饮数合至一二升，谓之黄龙汤，陈久者佳”，“驴矢，绞取汁五六合，及热顿服，立定”。1596年，明朝医生李时珍在《本草纲目》中也提到，应用粪清、发酵粪液或婴儿粪液治疗中毒、腹泻、垂死患者。在20世纪50年代，美国率先科学性地使用正常人的粪便，通过灌肠治疗难治性、复发性艰难梭状芽胞杆菌感染性腹泻（rCDI）的患者并取得了显著的疗效。此后，粪菌移植重新进入科学界和临床医生的视野，尤其是在2013年《新英格兰医学杂志》发表了一篇里程碑式的文章，通过十二指肠镜将正常人粪便移植给rCDI患者，其疗效明显高于传统治疗的疗效。2014年，《美国医学会杂志》（*JAMA*）再次发表重磅文章，将正常人的粪便做成肠溶胶囊治疗rCDI同样达到明显的疗效。2017年开始在包括《科学》（*Science*）和《自然》（*Nature*）两大世界著名期刊发表多项极具影响力的研究，其发现一些肿瘤疾病对免疫治疗（PD-1治疗）无效的患者，通过移植有效患者的粪便给无效患者，无效患者产生疗效。此后，粪菌移植被科学界和临床给予极大的期待，因为其良好的疗效和无明显的副作用，因此被认为是医疗的绿色革命。美国《时代周刊》（*Time*

Weekly）将发明粪便胶囊列为 2014 年度十大医疗创新。

肠道微生态紊乱会致病

人从出生开始，菌群就定植在皮肤、消化道、呼吸道、生殖道等与外界环境接触的部位，刺激免疫系统发育成熟，随着年龄的增长，体内的菌群组成也有所变化。人类菌群数量极其庞大，约 100 万亿个细菌，是人类基因数的 10 倍以上。其中肠道是容纳菌群数量种类最多的器官，所含细菌的数量远大于人体细胞的数量，越往消化道远端，细菌越多，在回盲瓣的远侧，细菌浓度急剧上升，结肠细菌浓度每毫升高达 1011~1012 菌落形成单位，细菌总量几乎占粪便干重的 1/3。

健康情况下肠道微生态处于平衡状态，各个种属的菌群丰度相对稳定，一些有致病潜力的细菌也能与宿主协同共生。但一旦肠道微生态平衡被打破，不仅外界病原菌容易入侵，一些肠道中原有细菌也表现出致病力，引起机体感染；研究揭示人类 80% 的慢性疾病均与肠道菌群失调密切相关，例如消化系统疾病（慢性便秘与腹泻、消化道肿瘤、炎症性肠病、肠易激综合征、肠道息肉病等）、内分泌与代谢性系统疾病（糖尿病、肥胖症、脂肪肝等）、过敏性疾病（过敏性哮喘、过敏性肠炎和皮炎）、神经精神系统疾病（帕金森病、阿尔茨海默病、渐冻症、孤独症、焦虑症、抑郁症和精神分裂症等）、免疫系统疾病（肿瘤、系统性红斑狼疮、干燥综合征、类风湿关节炎、强直性脊柱炎等）、呼吸系统和心血管系统疾病等。目前有关肠道菌群与人类健康、疾病的探索已不限于相关性的分析，越来越多的研究在尝试利用肠道微生态的特征对有关疾病进行预防与治疗。

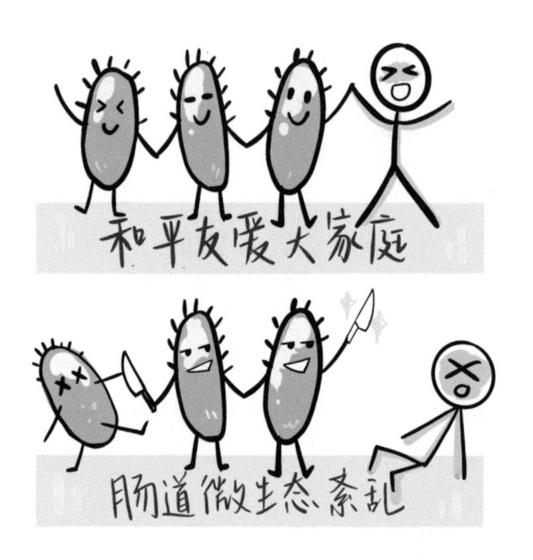

菌群移植可以治疗哪些疾病

现在老百姓也逐渐认识到菌群与疾病的关系，恢复肠道菌群的平衡可以防治相关疾病或延缓发展，因此平时也会补充一些益生菌，有些症状较轻的便秘、腹泻、消化不良等有一定疗效。但肠道有如此多的菌群，补充的益生菌含量还是较少，因此对于中重度的疾病很难起到良好效果，而一次菌群移植可以解决这个问题。

如今，菌群移植已经可以治疗肠内、肠外多种疾病。菌群移植从最初治疗肠道感染疾病开始，已扩展至其他肠道疾病，如慢性便秘、肠易激综合征、溃疡性结肠炎、克罗恩病、肠道肿瘤等，最具代表性的人物为日本前首相安倍晋三，其因溃疡性结肠炎辞去首相职务，之后行菌群移植治疗溃疡性结肠炎。

除此之外，菌群移植也可以治疗肠道外疾病如糖尿病、肥胖症、脂肪肝等，最具代表性的为神经精神系统，如帕金森病、孤独症、焦虑症和抑郁症等。这是因为肠道被认为是人类的第二大脑，诸多的神经递质均为肠道合成，肠道菌群失衡情况下，极容易导致神经精神系统的疾病。

菌群移植是“吃”进去的吗

很多患者比较关心的一个问题是：如何将菌群移植入体内呢？是“吃”进去的吗？

确实口服是粪菌移植的途径，但这只是其中的一种植入途径，最重要的是需要根据不同疾病选择不同的移植途径。目前的移植途径主要有鼻肠管途径、结肠镜途径、灌肠途径，同时国内已有粪菌胶囊，极大地简化了粪菌移植的途径问题。大家也不必担心难以下咽的问题，粪菌胶囊经过严格的处理制作，与普通胶囊无异，并不会让人感到丝毫不适。

菌群移植的安全性如何

最后让我们聊聊大家最关心的安全性问题。

粪菌移植的安全性和有效性的源头就在供体的粪便，供体的健康状况决定了其安全性和有效性，在国际上已经有相关的共识，包括供体家族中有无遗传性、肿瘤性、精神性疾病，生活方式是否健康，饮食习惯是否良好，需要评估其精神状态，自身有无胃肠道疾病和其他急慢性疾病，是否有疫区旅居史，检查检验是否合格（血常规、血生化、传染病、寄生虫、耐药菌、病毒等），近 3 个月是否使用益生菌或者抗生素等。美国供体筛选的合格率为 3%，而在国内则制订了更为严格的筛选标准，目前供体筛选的合格率仅为 1.7%，即在源头就进行了严格的把关。

另外，很多人还非常关心移植后的安全性问题。目前通过国内外粪菌移植单位报道的情况看，并无严重的不良事件。通过大样本病例分析发现，存在一些包括短暂的腹泻、便秘、腹痛、发热症状，但并无严重的不良事件，这些症状通过暂停粪菌移植后即可缓解。

当今在微生物组学和代谢组学高速发展下，粪菌移植在临床应用也得以快速发展，其安全性和有效性也逐渐提高，供体和受体的精准化粪菌移植的时代也将到来。通过大数据的生物信息学分析，肠道菌群作为疾病的预防、诊断和治疗将是改变人类诊疗的新模式。

九月

平衡

九月，秋分夕月，人们带着阖家团圆的愿景品味幸福，而健康是一切美好的开端。在这个月份中，中国脑健康日、世界心脏日提醒大家关注心脑血管疾病；全国爱牙日、世界睡眠日则时刻告知我们良好的卫生习惯和生活方式对健康的重要性。运动也是一剂良药，我们要趁早提高自己的身体素质，净化内心，养成自律。九月亦有长久长寿之意，携亲眷故友共游，登高览胜，以畅秋志，可达心旷神怡的目的。

同迎九月的风，首席科普官助你共同建立自己的健康习惯，相约咏月共赏菊！

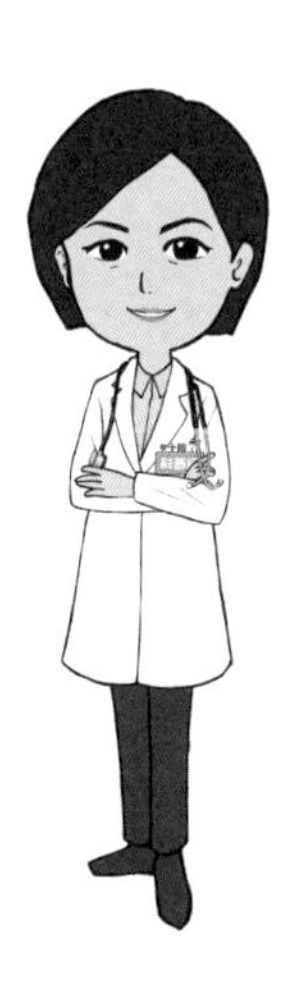

刘伟静

心血管内科　副主任医师

擅长：冠心病、高血压、高血脂、心力衰竭等心血管疾病康复预防与主动健康。

脑卒中后如何“打通血管”？有两大法宝

神经内科科普官　周晓宇（副主任医师）

急性缺血性脑卒中（即通常所说的“脑梗死”）是指血管堵塞引起局部脑组织缺氧。一旦血管堵塞，就需要尽快开通血管，因为早开通闭塞血管1分钟，就能多挽救190万个神经元细胞及140亿个神经突触，患者救治成功机会会增加，且预后更好。因此脑卒中救治是分秒必争，我们通常使用“时间就是大脑”来形容尽早救治对于脑卒中患者预后的重要性。

由于脑梗死是血管闭塞所致，故治疗的最主要方法是“打通血管”，医学上称之为血管再通。目前我们有两大打通血管的法宝，大家一起来了解一下吧！

法宝一：静脉溶栓治疗

目前最有效的“打通血管”的方法叫静脉溶栓治疗。静脉溶栓方法操作简易，它其实和我们平常“吊盐水”类似，但用的药物是静脉溶栓药物，常用的一种叫作“阿替普酶”。该药通过静脉输入体内，可溶解闭塞脑血管的血块，从而使血管再通、恢复脑部血流。

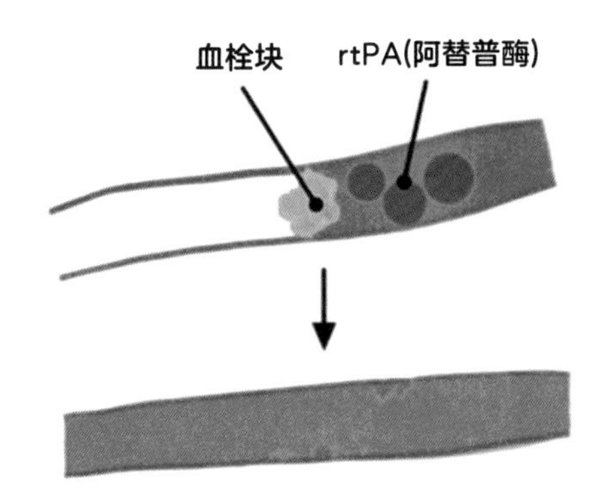

使用该药进行静脉溶栓治疗能增加患者30%的机会预后良好，因此静脉溶栓治疗是目前全世界治疗脑卒中最重要的方法。

使用溶栓药后，极少数患者会发生不良反应，其中最大的不良反应是发生颅内出血，静脉溶栓导致颅内出血发生率在3%~6%。虽然静脉溶栓有一定的风险，但对患者总体来说，是利大于弊，因此对于急性脑卒中患者，如果没有溶栓禁忌证应尽量积极溶栓。

静脉溶栓治疗必须在发病后的4.5个小时内使用，医学上称之为“溶栓治疗的时间窗”或“脑梗死治疗的黄金时间”。在这一时间窗内进行静脉溶栓，能获得较好的效果，且出血风险较小，超过4.5小时的时间窗，除非通过更先进灌注磁共振或者灌注CT的检查方式，否则不再推荐静脉溶栓。因此一旦发现存在脑梗死症状，需立即就医，争取在黄金4.5小时内采用静脉溶栓，以免延误或丧失目前最有效的治疗手段。

法宝二：脑动脉取栓手术

除了静脉溶栓外，目前还有一种新方法治疗脑梗死，这就是“脑动脉取栓手术”。医学上发现，大血管闭塞的脑梗死如不进行取栓手术，3 个月后只有不超过 1/5 的患者能恢复生活自理，而进行动脉取栓治疗可有一半的患者 3 个月后生活能完全自理。

目前脑动脉取栓手术都是采用微创治疗方式，通常伤口很小，对患者的创伤也极小。在进行动脉取栓手术时，医生会在患者大腿根部的皮肤上开一个不超过 2 厘米的小口，将一根很细小的导管放进体内血管，并通过体内血管送入至脑部血管。通过该导管指引，医生将取栓用的支架放至闭塞血管内，随后将支架完整打开，支架会将血栓挤压至血管壁上，此时支架的网眼就牢牢地把血栓锁在一块，然后医生通过连接支架的导丝将支架外拉，最终将支架和支架上的血栓一起拉出体外，从而开通血管。

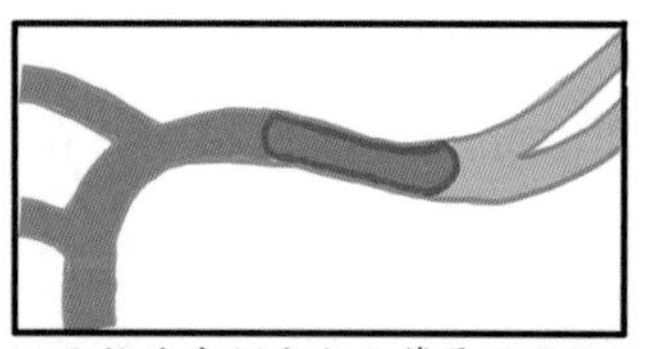
1. 血栓堵塞颅内大血管导致脑梗死

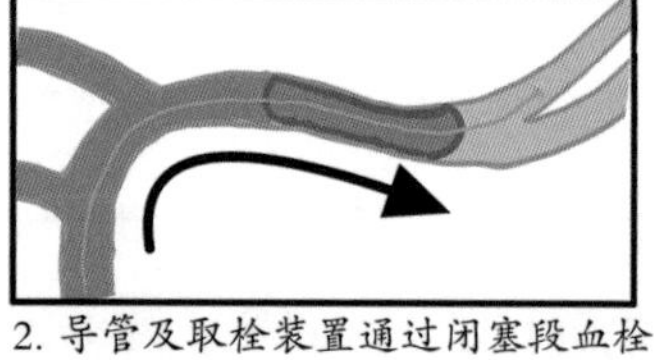
2. 导管及取栓装置通过闭塞段血栓

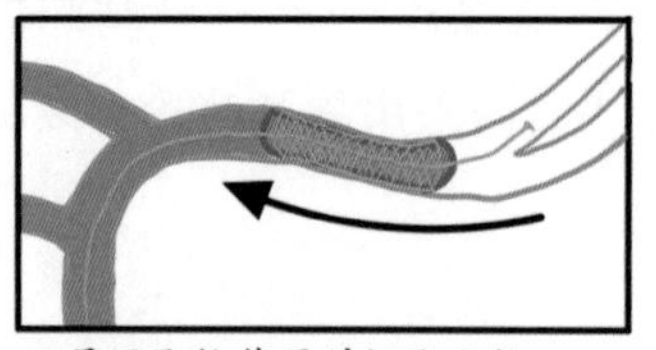
3. 展开取栓装置并抓取血栓

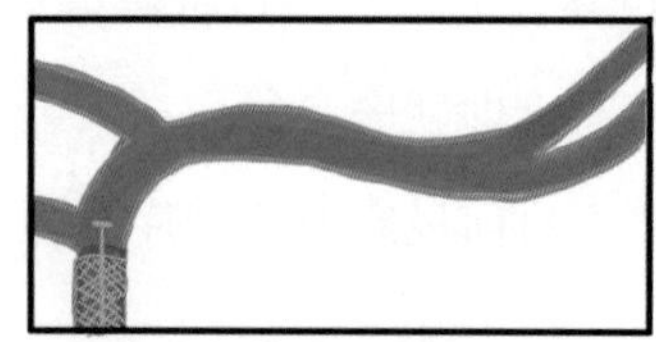
4. 回拉取栓装置取出血栓

虽然取栓手术也有不超过 10% 的患者术后发生脑出血或症状加重，但取栓手术的总体效果和长远期获益均远大于风险。正因为该手术效果较好，国内外均以最高等级推荐其为大血管闭塞的脑梗死的最佳治疗方法。这是继静脉溶栓之后的又一重要里程碑。

与静脉溶栓一样，动脉取栓也需尽早实施，一般手术需在发病 6 个小时内实施，否则即使实施手术，患者预后也不佳，且脑出血风险也会明显升高。

老了必掉牙？口腔保健知识学起来

你被牙结石 PUA 了吗
主讲：口腔科科普官
曹骏瑶（主治医师）
黄稔欢（主治医师）
施蓓文（护师）

口腔科科普官 秦嘉若（主治医师）

口腔健康是全身健康的重要组成部分，已被世界卫生组织列为人体健康的十大标准之一，包括牙齿清洁、无龋洞、无疼痛感、牙龈颜色正常、无出血现象。口腔疾病还与全身疾病息息相关，与糖尿病、心脑血管疾病等慢性病存在着共同的危险因素，比如吸烟、酗酒、不合理膳食、精神压力等。

故而步入老年后想要保持健康，就要注意日常口腔及身体健康保健的一招一式。在面对各种各样的资讯时，要注意谨防各种损害口腔健康的谣言。

谣言一：上了年纪，牙齿自然要掉光

俗语云：老掉牙。人上了年纪，掉牙也成为一种经历，可这真的科学吗？

非也非也！由于古人保健医疗条件和观念十分有限，随着年龄的增长，不断累积在嘴巴里的问题逐渐暴露，龋病、牙周病消耗着人们的牙齿，于是第一颗掉落的牙齿，就像秋天里的第一片落叶，预告着人生进度条走到了尾声。

但随着健康理念的更迭、现代医学的进步，维护好牙周、牙齿的健康，也会延长牙齿陪伴我们的时间。就好比悉心维护好土壤，树木才能茁壮成长。世界卫生组织已经给出了老年口腔健康的明确标准——“8020”，即 80 岁的老人至少应有 20 颗能够正常咀嚼食物、不松动的功能牙。

故曰：爱牙齿就不要任由它掉光光。

八十还有一口好牙
的秘诀：
牙齿健康护理
牙齿护理很重要！
有好牙吃好饭！

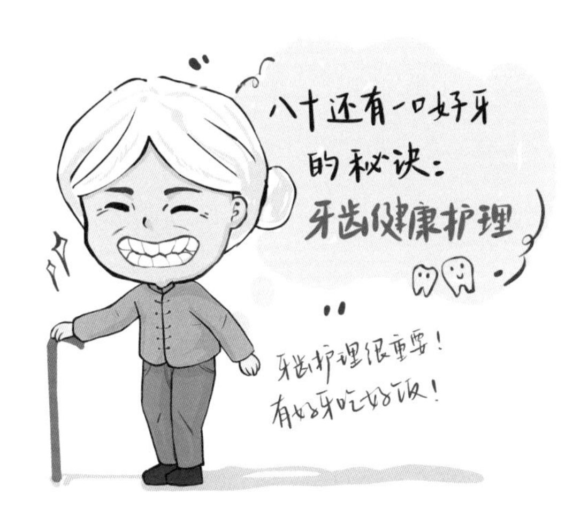

谣言二：拔了一颗牙，其他都要松的

牙齿松的罪魁祸首是“牙周疾病”，而不是拔牙。

全国第四次口腔健康流行病学调查结果显示：中老年人的牙周组织疾病较 10 年前明显上升，中老年有龋齿和牙龈出血的人在 90% 上下，96% 以上的民众都有牙石。牙龈出血代表牙周组织有疾病，牙结石是牙面上的细菌钙化而成，是龋齿和牙周病的直接病因，这两个疾病通过及时清洁牙齿是可以预防的。但绝大多数中老年人均做不到每天早晚各刷一次牙。日积月累的不良习惯，使得牙周疾病愈发明显，进而引起牙齿松动。

故曰：拔牙不可怕，不认真刷牙才可怕。

谣言三：装牙要等到牙齿掉光之后再一起装

很多老年朋友认为牙齿一颗颗松，那就等全部掉光再装牙，一劳永逸。这也是一大误区。

及时修复缺失的牙齿，可以使天然牙和牙床发挥它的作用，达到合理的使用状态。等到牙齿全部掉光，牙床基础不好，加上只能靠吸附力发挥作用的全口假牙，很难满足吃嘛嘛香的生理需求。

故曰：及时装牙是老年品质生活的有力保障。

面对口腔保健的“断舍离”

1. 该拔的牙尽早拔

没有保留价值的残根就像一颗定时炸弹，难以清洁、形态各异，加上日常的咀嚼、反复摩擦，容易引起发炎。尤其是对于抵抗力差，还合并有全身疾病的老年人，一旦感染，疾病发展速度快，危险性很高。而发炎时候的烂牙根是绝对不能立即拔除的，需要急性炎症期消退后，方可拔牙。要是瞅不准拔牙时机，反复引起发炎，实在伤身又伤神！

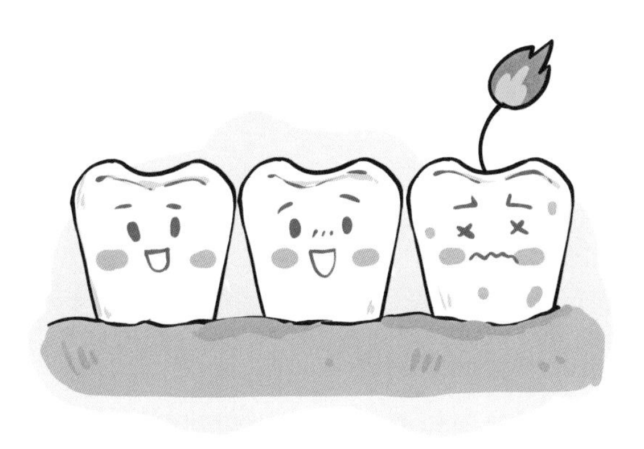

锐利的残根会划伤黏膜，造成溃疡，苦不堪言。若是长期的刺激，溃疡不断，甚至还容易引起口腔癌，着实是个大隐患。所以一旦牙齿坏到没有保守治疗的可能，还是要在身体情况稳定，没有拔牙禁忌证的前提下，尽早拔除。

2. 该补的牙莫嫌烦

蛀坏的牙齿即使不痛，也应该早早补上。一来避免了即将疼痛的可能，二来为多留一颗牙齿，做出积极的努力。

天然的牙齿越多，平时维护得越仔细，往远处想是大大减少了上医院装牙的需求，省心又省钱。可谓功夫在平日，千万别把小问题拖成大问题！

3. 该装的牙尽早装

老年人的牙齿一旦缺失，建议应尽早装假牙，恢复咀嚼功能。如果不装假牙，咀嚼效率大大降低，长此以往，更容易造成营养不良，对身体才是百害而无一利。

通常情况下，一副假牙的使用寿命也就3~5年，随着年龄、牙齿条件的改变，应该不断更换假牙。倘若为了图省事，硬要拖到牙齿都掉光再装，岂不是捡了芝麻丢了西瓜！

针对老年朋友的“养护健”

1. 注重自我保健

老年人要选择“细软毛”牙刷，坚持早晚刷牙，还要尝试学习使用牙间刷、牙线、冲牙器等辅助工具。维护良好的口腔卫生是保健的重要一步。

2. 吃中也有学问

少吃甜食，多吃新鲜的蔬菜与水果，从食物中摄取复合维生素。戒烟戒酒，避免食用强烈刺激性的食物。

3. 定期口腔检查

一般每半年到医院口腔检查一次，根据个人情况，建议每半年到一年洗牙一次。

4. 恢复口腔基本功能

牙齿生病了就要重视，及时补牙、镶牙，减轻余留牙的负担，康复口腔的基本功能。吃得香自然身体棒。

只要做好口腔保健，老来掉牙不是人生规律，只有维护良好的口腔健康，才能提高生活质量。重视老年人的生活质量比单纯延长寿命更有价值，各位老年朋友争做“老来俏”，注意口腔保健，让健康的牙齿伴你终生。

了解失眠潜在症状，改善睡眠的方法

用“心”呵护睡眠
主讲：精神科科普官
王美娟（副主任医师）

精神科科普官　黄凯（住院医师）

近年来，越来越多人受困于失眠问题，不少失眠者会求助医生，但通过问诊也会发现不少人对于睡眠存在错误的认知，有的是过于苛求睡眠时长，有的是过度在意偶尔一两次的睡眠困难。下面这些关于失眠的问题你有吗？

睡得少就是失眠？有些情况是正常现象

我们的一生中对睡眠的需求都在变化，婴儿需要更多的睡眠，每天需要14~17个小时，而成年人(18岁以上)每天需要6~8个小时，到了老年需求会更少。每个人的睡眠习惯和需求可能有很大的不同。由于这些变化，各种睡眠特征可能都是“正常的”，比如：

（1）早起的人：有些人自然而然喜欢早睡早起。

（2）夜猫子/晚起者：有些人喜欢晚睡晚起。

（3）睡眠时间短的人：有些人对睡眠的自然需求时间比别人短。研究表明，这可能与遗传有关。

（4）特殊睡眠习惯：有些人出于特定的原因养成一些特殊的睡眠习惯，比如他们的职业。具有作战经验的军事人员由于职业的要求和危险，经常学习轻度睡眠。与此相反的是，一些人学会了沉睡，所以尽管周围有噪声，他们仍然可以睡觉。

失眠只是睡不着？需要认识潜在症状

失眠除了睡不着，其实也有一些表现是它的潜在症状，却被忽略了。比如：

1. 入睡和维持睡眠困难

（1）初始（睡眠开始）失眠：这意味着你有入睡困难。

（2）中期（维持）失眠：这种形式使你在半夜醒来，但过一会儿，还是可以再入睡。这是最常见的形式，影响了近 2/3 的失眠症患者。

（3）晚（早起）失眠：这种形式意味着早上起得太早，不会再入睡。

2. 日间症状

我们需要睡眠来达到最佳状态，如果白天有以下表现，其实也是睡眠障碍的潜在症状。这些包括：

（1）感到疲倦、不适或困倦。

（2）延迟反应，比如开车时反应变慢。

（3）记性不好。

（4）思维过程缓慢，思维混乱或注意力不集中。

（5）情绪混乱，尤其是焦虑、抑郁和易怒。

上述反应对诸多方面，如工作、社交活动、爱好或其他日常活动等产生各种影响。

如何应对失眠症？多管齐下综合治疗

改善睡眠的方法有很多，从简单地改变你的生活方式和习惯到各种药物治疗及心理治疗。

养成良好的睡眠习惯（也称为睡眠卫生）　如睡前 2 个小时不做剧烈运动；下午 3 点以后不饮用咖啡、酒精及刺激性饮料等；养成固定且规律的睡眠时间；睡前做一些舒缓运动，听轻音乐、看书等有助于睡眠，在床上不玩手机等。

药物治疗　使用帮助你入睡或者保持睡眠的药物，治疗其他疾病用药也需选择不会影响睡眠的药物。

心理治疗　睡眠是涉及多学科的疾病，尤其是精神心理方面，有了睡眠障碍应尽快询问医生该如何做，不能自己盲目查资料调整。

长期缺乏运动的人更易患上冠心病

心血管内科科普官　刘伟静（副主任医师）

小张是位程序员，平日办公时间较久，一坐就是十几个小时。渐渐地，他觉得自己身体大不如前，以前跑步完全没问题，现在赶个公交就气喘得心脏像要跳出胸腔，上三四层楼也喘得不行，甚至路走得快些都会明显气喘。小张慌了，心里不由得嘀咕：走路气喘是不是说明自己患上了心脏病。

“走路气喘”不一定是心脏病引起

其实，除了心脏病，多种疾病都会表现出气喘的症状，比如慢阻肺、肺气肿、支气管哮喘、肺栓塞等。不同的疾病表现的气喘症状有所不同。

心脏病患者出现气喘时常伴有胸闷胸痛、心悸心慌，部分患者会伴随手脚肿胀、晕厥等症状。心律失常的患者会感觉心跳太快、太慢或不规则，表现为心慌、心悸、胸闷、呼吸急促、头晕甚至晕厥。心脏泵血功能减弱的患者会有头晕乏力、心慌心悸、活动耐力下降的症状，重者血压下降甚至昏倒。

小张经过各项检查后，明确走路气喘并非疾病所致，而是因为长期不运动后运动能力下降的表现。所以，气喘并不代表一定是患上了心脏病，仍需完善各类检查，辨别诊断。

“长期不运动”确实更易患上冠心病

正常人如果长期不运动，就会像小张一样出现运动能力下降的情况。和吸烟、高血压、高血脂等类似，长期缺乏体育锻炼的人更容易得冠心病。

长期不运动会导致关节僵硬，骨骼肌代谢能力下降，肌肉含量减少，心功能储备下降，使得体力越来越差，腰腹越来越肥，如果再加上不健康的饮食方式，血甘油三酯、低密度脂蛋白胆固醇水平增高，高密度脂蛋白胆固醇水平降低，极有可能形成动脉粥样硬化，导致冠心病的发生。

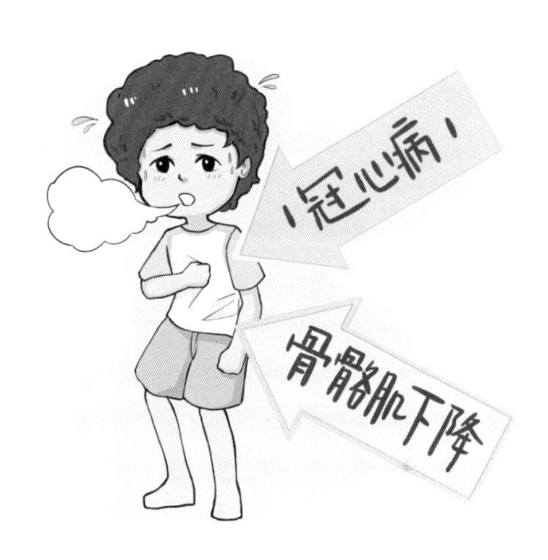

对于有基础慢性病的人，长期不运动则可能加重病情，心脏泵血功能下降，心脏负担增加，久而久之心脏功能进一步减退，甚至可能发展成慢性心衰。

进行规律运动利于恢复心功能

要想恢复心功能，我们需要进行规律的体育运动。对于健康人而言，运动的方式没有太大的限制，可以选择自己感兴趣的任何运动。对于原本就有心功能受损的患者，在运动开始前，需要前往专业的心脏康复中心进行一系列的心肺功能评估，由心内科医生和康复治疗师出具运动处方，在专业人士的指导下进行规范合理的运动。

无论健康人还是病人，体育锻炼都要循序渐进，即先从简单轻松的开始，再逐步进入困难费力的运动。运动过程中一定注意不要产生运动损伤。这就要求在进行运动前，需要充分的热身来打开关节，激活肌肉，运动结束后要进行拉伸，放松肌肉。一般依照“热身—训练—整理活动—拉伸”这个模式展开一次完整的体育锻炼。

训练主要分为有氧训练和力量训练两种。

有氧训练包括有氧健身操、骑自行车、慢跑、登山、游泳等，针对老年人或体力较差的患者，可以选择太极拳、八段锦、气功等有氧训练方式。力量训练主要针对特定的肌肉或肌肉群展开，可以运用到的器械有哑铃（可用装满水的矿泉水瓶代替）、弹力带等，也可以徒手进行，比如卷腹、臀桥、平板支撑、靠墙静蹲等。运动频率建议一周 3~5 次，每次运动时长建议 1~2 个小时。

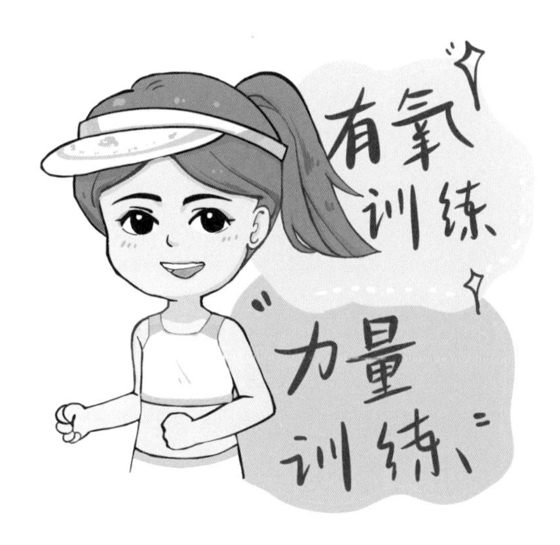

如今人们工作压力大，但无论如何我们也要多关注自身的身体活动能力。为了保持健康的身体，充沛的精力，愉悦的心情，让我们一起动起来吧！

十月 防范

金秋十月，丹桂飘香。天气逐渐转凉，市民朋友们要关注温度变化、注意保暖，增强疾病预防意识。十月是粉红丝带月，一起关注女性之美，关爱乳房健康，绽放每一份粉红力量。世界卒中日也被定在这个月中，提醒大家脑健康不容忽视，早发现、早诊断、早治疗可以降低脑卒中致残率，提高全民生存质量。世界脊柱日、世界镇痛日也紧随而来，关注脊柱、远离疼痛，科普官们教你如何避开误区，让你健康动起来，让那疼痛快走开！

十月又适逢国庆，欢度节日的同时要注意休息。在秋高气爽时，不妨偕同亲友外出旅游，加强锻炼。关爱健康，首席科普官陪你从细节做起。

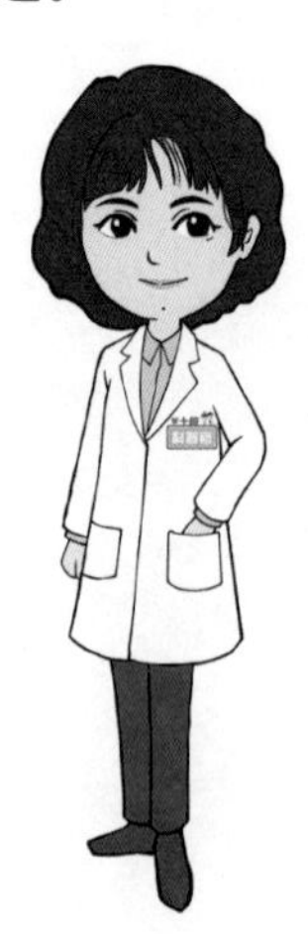

林盈盈

神经内科　主治医师

擅长：脑血管病、癫痫、帕金森病、认知障碍和周围神经病等疾病的规范诊断与治疗

乳头溢液，不可忽视的预警信号

普外科科普官　黄毅祥（副主任医师）

乳房重建知多少
主讲：普外科科普官
房林（主任医师）

乳头溢液是大多数女性朋友都经历过的事情，只不过由于其太过常见，并没有引起我们的注意，甚至有些患者发现自己乳头溢液持续很长时间，但每次都能以想当然的理由自我解释，进而忽视了。只有当溢液呈血色或咖啡色时，患者才恍然大悟，后悔自己没有及时就医诊治。

每年 10 月为粉红丝带乳腺癌防治宣传月，就让我们一起来了解乳头溢液背后的病因，守护女性健康。

乳头溢液是癌症预警信号吗?

其实乳头溢液是乳腺疾病最常见的临床表现之一，但是由于不少患者粗心大意以及溢液间歇性出现或者溢液量较小不易被发现，使得乳头溢液诊断较为棘手。我们一般建议患者定期行乳房自检，挤压乳头，若出现溢液，及时拍照记录，早期就诊。

乳头溢液究竟是正常现象还是乳腺癌的预警信号？我们只有对乳头溢液有一定的认识，才能知道如何正确处理，判断是否需要治疗。临床上乳头溢液分为生理性溢液和病理性溢液。

生理性溢液大多数情况下是指在妊娠期、哺乳期或断奶后出现单侧乳房或双侧乳房的少量溢液。溢液颜色多为白色乳汁样或无色透明样，通常这种乳头溢液会随着孕期和哺乳期的结束，症状消失，孕妇不用过于担忧。此外，女性在围绝经期乳头挤压有少量溢液，以及药物所致乳头溢液，均属正常现象。

病理性溢液则是指非生理状态下的乳腺导管溢液，主要表现为浆液性、黄色、无色透明、血性等，尤其在出现血性溢液时更具诊断意义。患者一旦出现此类溢液，更要留心，尽早就医明确病因。

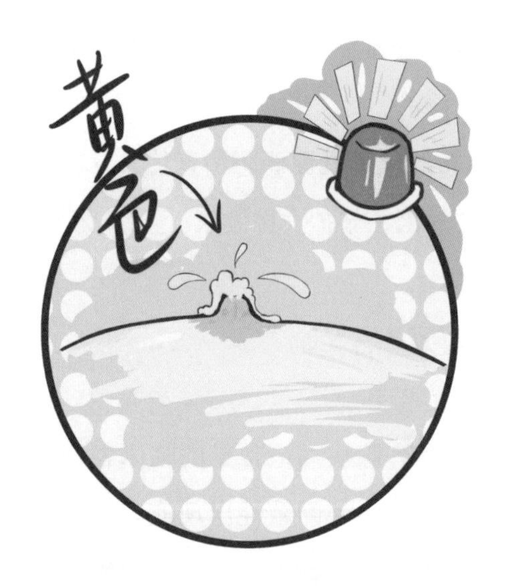

完善检查，明确溢液病因

乳头溢液病因丰富，患者常需要进一步检查。但临床发现不少病人认为检查烦琐，自认为“没必要”。其实不然，由于各类检查方法有利有弊，故需要结合检查，尤其对于单侧乳头单孔溢液，以及浆液性、血性溢液患者而言，溢液多为病理性，更需要仔细查明病因。下面为大家简单介绍一下检查方法。

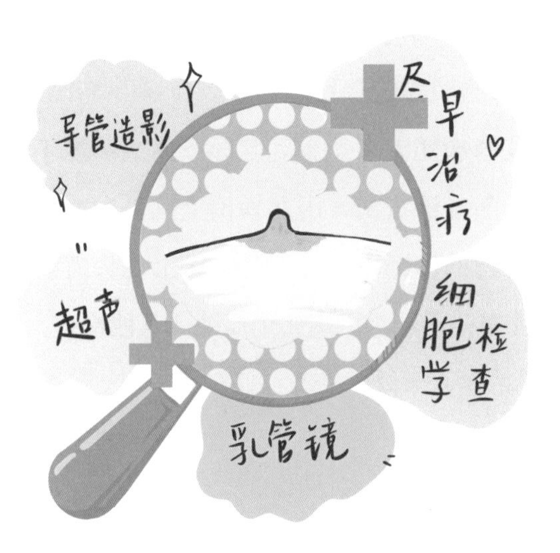

1. 超声常为首选检查

超声检查在乳房疾病诊断中常为首选检查，但乳头溢液患者做超声检查常无明显异常。部分可显示乳腺导管的扩张或小的结节，但无法确定结节一定是造成乳头溢液的病因，多需要结合乳腺导管造影或乳管镜来确定病变的位置和范围。

2. 导管造影定位较准

溢液导管的造影是目前临床最有价值的乳头溢液病变定位方法。X 线导管造影不仅可显示溢液导管的形态，还有助于确定病变在乳腺中所处的位置、整个病变导管所处腺叶的范围，也能够对溢液病变的良恶性判断提供帮助。

3. 乳管镜为术式提供证据

乳管镜能够直观观察到乳腺导管内的情况，为病人和医生决定手术方式提供证据。但是远端的乳腺导管分支较细，导管镜无法进入。因此乳管镜对于乳腺导管内乳头状瘤的诊断更具有重要价值。

4. 细胞学检查需结合其他检查

引起溢液的病变大多位于乳腺导管内或起源于导管内，病变的细胞脱落并随溢液流出，因此理论上乳头溢液的涂片细胞学检查是最简单易行的诊断方法。但是临床上乳头溢液涂片查到脱落癌细胞的阳性率并不理想，因此仍需结合其他检查，明确病因。

5. 尽早治疗，避免含雌激素饮食

在明确了乳头溢液的病因后，需尽早治疗，针对不同病因采取保守治疗或者外科治疗。例如乳腺炎所致乳头溢液，可以先抗炎治疗，待脓肿形成后行脓肿切开引流术；对于内分泌因素引起的乳头溢液，如催乳素增高，可用溴隐亭等治疗原发病；大多数乳头溢液无须手术治疗，现如今随着乳管镜技术的普及，很多乳头溢液患者实现了“微创治愈”，但对于乳腺癌患者，仍需完善其他检查后采取标准的治疗方法。

值得提醒的是，乳头溢液的发病，一般认为与体内雌激素水平高有关，所以日常生活中应该避免富含雌激素的食物、药物，如避孕药，同时建议补充优质蛋白质和维生素。

乳头溢液无小事，女性朋友一旦发现乳头溢液应尽早就诊，不应该放松警惕，尤其对于非哺乳期妇女出现血性乳头溢液更应引起注意，做到早发现、早诊断、早治疗。

提防来自心脏的脑梗

胸心血管外科科普官 周健（主任医师）

脑卒中急救方法
主讲：神经内科科普官
林盈盈（主治医师）

脑梗死是危害国民身心健康的主要疾病之一，其中缺血性脑卒中最常见，约占70%~80%。缺血性脑卒中也分很多类型，包括大动脉粥样硬化型、心源性栓塞型、小动脉闭塞型、其他明确病因型、不明原因型。

聚焦“心源性栓塞型”脑卒中，告诉你哪些心脏病需提防发生脑卒中，以及防治方法。

心源性栓塞是导致脑卒中和偏头痛发作的重要原因之一，心源性栓塞型约占所有缺血性脑卒中的15%~30%。心源性脑卒中临床最常见的情况有以下3种：

（1）心房颤动。表现为心房快速紊乱地颤动，并且心跳不整齐；心房失去有效的收缩导致心房血液淤滞，容易形成血栓；左心房及其左心耳，其黏膜皱襞的存在使这个部位容易形成血栓。房颤患者缺血性脑卒中发病风险增加4~5倍，非瓣膜病房颤患者的血栓90%出现在左心耳。

（2）感染性心内膜炎。这是指由细菌、真菌和其他微生物直接感染而产生心瓣膜或心脏内膜的炎症，细菌感染占绝大多数，链球菌属和葡萄球菌属为主要致病菌，其他细菌较少见；在感染过程中可能会由于炎性组织在细菌的刺激下生长出小颗粒——赘生物，赘生物如果出现脱落就会形成栓塞脑血管，导致脑卒中。

（3）卵圆孔未闭。卵圆孔是胎儿时期心脏里的重要血流通道，一般在出生后第 1 年闭合，若大于 3 岁的幼儿，其卵圆孔仍不闭合则被称为卵圆孔未闭。成年人中有 20% ~ 25% 的卵圆孔不会完全闭合。近年来许多研究表明，卵圆孔未闭与不明原因脑卒中患者之间存在着密切的联系，这是因为通过未闭的卵圆孔，血栓可以从右心系统进入左心系统，并引起反复发作的临床症状，如不明原因的脑梗或偏头痛。

青少年脊柱侧凸早发现，勿错失最佳治疗时间

骨科科普官 贺石生（主任医师） 闫煌（主治医师）

目前我国脊柱侧凸病人超过 300 万人，并以每年 30 万人的速度递增，其中超过半数为青少年。脊柱侧凸已成为继肥胖症、近视之后，我国儿童青少年健康的第三大“杀手”，亟待全社会的关注。

脊柱侧凸不仅影响体态，也会导致慢性腰背痛

青少年特发性脊柱侧凸是一种常见的脊柱侧凸病症，多发生在 10~18 岁的青少年，尤其是女孩。主要表现为脊柱向一侧凸曲形成 S 形或 C 形，其外观异常表现为双肩不等高、背部不平和胸廓不对称等。这种疾病往往没有明显的不适症状，在青春期随着身体的生长“悄悄”地发展，但若侧凸角度超过 30 度，就可能会出现明显的脊柱变形和身体不对称等症状。如果不及时治疗，可能会影响青少年的外表和姿势，并可能导致慢性背痛和呼吸功能障碍，严重者还会出现胸廓变形、肺功能受限等问题。

目前，青少年特发性脊柱侧凸的具体病因还不清楚。但研究表明，家族遗传因素可能是其中的一个重要因素。女性比男性更容易受到这种疾病的影响，此外生长发育异常、姿势不良、骨代

谢异常等都可能与其发病相关。

及时筛查很重要，早治疗效果较好

青少年特发性脊柱侧凸早发现、早治疗，可以避免发生更严重的危害，助力患者健康成长。若想获得较好的矫正效果，需要在患者生长发育过程中尽早进行，一般情况下，最佳治疗时间为女性 14 岁之前，男性 16 岁之前。因此，在初中时期定期进行脊柱侧凸筛查是非常必要的。

已经患有特发性脊柱侧凸的青少年，需要及时治疗。对于侧弯情况尚轻的患者，可进行定期影像监测、物理治疗、姿态矫正训练和佩戴脊柱矫形器等保守治疗方法；但对于弯度过大、影响肺部及器官功能的患者，建议手术治疗。

预防青少年脊柱侧凸，需牢记几点注意事项

最后，预防青少年特发性脊柱侧凸同样重要，家长需注意以下几点：

（1）让孩子保持良好的坐姿和站姿习惯，尤其是在看电视或者上网时，不要长时间低头或猫腰；

（2）避免长时间佩戴重物和过度劳累；

（3）加强体育锻炼，进行有氧运动，促进骨骼生长发育。可选些比较注重腰背部的运动，如游泳、健身操等；

（4）保证充足的睡眠；

（5）保持良好的营养状态，多吃些含钙、磷、镁、维生素D等元素丰富的食物，同时少食高热量的食品和零食，防止肥胖；

（6）时刻关注孩子的姿态和体态，以及是否存在脊柱侧凸等问题，特别是家族中有患者的更要重视，如果有任何不正常的情况，最好及早就医。

总之，青少年特发性脊柱侧凸不可忽视，通过及时发现和治疗可避免其进一步发展。青少年和家长都需要时刻关注，保持良好的坐姿和站姿，合理的饮食和适当的运动，才能健康快乐地成长。

疼痛是种病，避开误区早治疗

疼痛科科普官　林福清（主任医师）　王纪鹰（主治医师）

世界卫生组织已明确提出，急性疼痛是症状，慢性疼痛是疾病。如果身体出现疼痛，要及时到正规医院的疼痛科诊疗，及早咨询治疗，远离疼痛。

疼痛危害不容小觑

轻微的疼痛可致使患者精神痛苦，甚至影响其工作及饮食起居，生活质量大大下降；重者可导致人体各系统功能失调、免疫力下降而诱发各种并发症，甚至痛到无法正常生活或威胁病人的生命。现代医学研究表明，严重慢性疼痛如癌性疼痛、顽固性神经痛等本身就是一个极为重要的问题，它往往比原发疾病更令人难以忍受，对人体的危害更大。

避开疼痛的这几大认识误区

误区一：疼痛就一会儿，忍忍就过去

按照主诉疼痛程度分级法，可将疼痛程度分为轻度、中度和重度3类。其中，重度疼痛常表现为：疼痛剧烈，不能忍受，需用镇痛药物，睡眠受到严重干扰，可伴有植物神经功能紊乱或被动体位。面对疼痛，忍耐是最不明智的选择。很多时候，仅仅是一次疼痛就可能导致小病变大病，生活质量大打折扣。

误区二：哪疼就治哪，不辨清根本

疼痛只是疾病的表象，究其根本，疼痛可能来自不同的病因。最常见的腰痛，也需要根据疼痛的部位、性质等特点进行鉴别诊断，必须对症下药，分清楚疼痛感觉是来自骨骼肌肉痛，还是神经病理性疼痛。

误区三：别的放一边，来点止痛药

痛啊！
不管了！先吃片止痛药×
痛！
喂！别乱吃
你的胃要受不了啊！

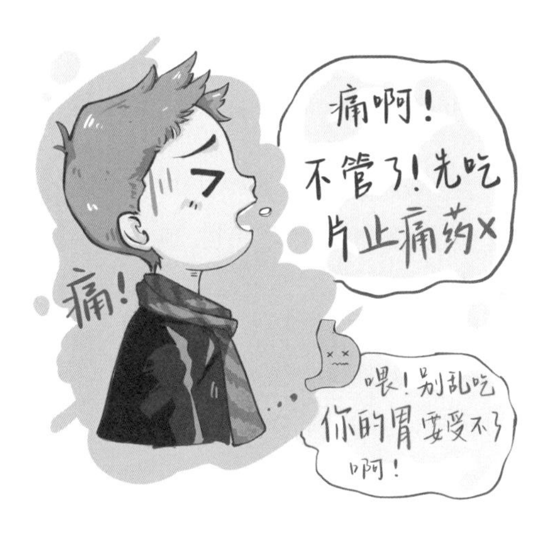

不少人在发生疼痛时随便买点止痛药，殊不知这已经为身体埋下了安全隐患。滥用止痛药（尤其是非选择性非甾体抗炎镇痛药物），对于胃肠道本身就非常脆弱的患者来说，可谓雪上加霜，容易引发消化道溃疡、出血甚至穿孔。药物都有明确的适用范围和禁忌证，服药需要在医生的治疗指导下进行。

提高疼痛的综合疗护能力

疼痛性疾病及临床中遇到的疼痛问题需要进行专业化管理，疼痛的治疗首先要明确引起疼痛的原因，然后根据病因选择相应的治疗方式。以下几类疼痛的治疗都可以寻求疼痛科医生的帮助：

头痛	偏头痛、颈源性头痛、肌紧张性头痛、外伤后头痛和腰穿后头痛等
神经痛	糖尿病周围神经病变、三叉神经痛、肋间神经痛、坐骨神经痛、急性带状疱疹、带状疱疹后遗神经痛、神经损伤后疼痛、中枢性疼痛、患肢痛、残端痛、交感神经相关性疼痛、复杂的局部疼痛综合征等
脊柱与骨关节痛	颈椎病、腰椎病、膝关节炎、肩周炎、网球肘、足跟痛、小关节功能紊乱综合征、退行性骨关节炎、类风湿关节炎、痛风性关节炎等
软组织疼痛	急慢性腰扭伤、腰肌劳损、棘上棘间韧带炎、腰背肌筋膜炎、梨状肌综合征、纤维肌痛综合征、腱鞘炎、软组织损伤等
癌性疼痛	晚期癌症疼痛、骨转移性疼痛等
非疼痛性疾病	失眠、耳鸣、鼻炎、顽固性膈逆（打嗝）、急性面神经炎（面瘫）、面肌痉挛、突发性耳聋、腱鞘囊肿、植物神经功能紊乱等

如你有疼痛的困扰，建议你尽早就医，最快获得适宜的诊疗，摆脱疼痛，提高生活质量。

十一月 保护

十一月寒潮来袭，气温转变较快、甚至会骤降，这突如其来的寒冷会对人体产生明显的低温刺激，人体机能来不及调整导致疾病发生。而有一些疾病在这段时期内特别高发，正因如此联合国糖尿病日、世界慢阻肺日、全国心力衰竭日都在这个月接踵而来。针对这些内容，十院科普官给大家带来了糖尿病足、肺功能康复、慢阻肺防治、心脏居家康复等知识。

我们虽然无法左右天气，但却可以改变自己，学习丰富的健康科普知识、践行健康的生活方式，让我们无惧四季的变换，永葆高能的生机活力。

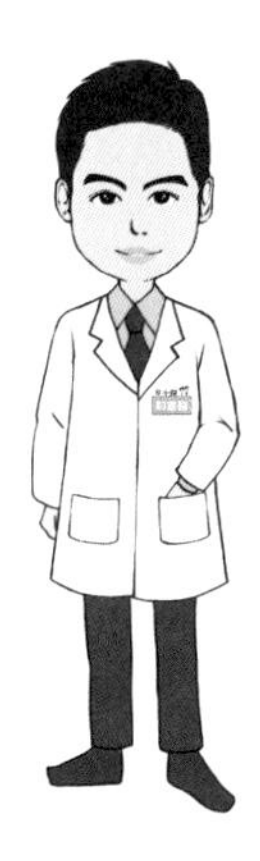

陈远卓

急诊医学科　副主任医师

擅长：各种急危重症的急救和 ICU 综合救治。

糖尿病患者
做“足”功课不摆“烂”

适合糖尿病患者的运动方式
主讲：内分泌代谢科科普官
盛辉（主任医师）

介入血管科科普官 倪叶彬（主管护师）
吉海云（护师）

一日，糖尿病足护理专家门诊来了一位西装革履的陈大爷，走起路来一瘸一拐。经过问诊得知，半个月前陈大爷穿着新买的皮鞋，走了一天把右大脚趾磨了一个血泡，血泡破了后自己在家换药处理，可伤口一直不见好反而越来越严重，就赶紧来到了医院。

经过下肢血管评估检查后，医生快速判断陈大爷是出现了糖尿病并发症——糖尿病足，俗称“烂脚”。根据伤口情况，医院立即制定换药方案。经过积极有效的治疗与护理，陈大爷的伤口终于愈合。

经过进一步了解得知，陈大爷有两大爱好，一是喜欢美食，10 年来血糖一直控制不佳；二是喜欢穿着打扮，日常生活里爱穿西装、穿皮鞋。有喜好是好事，但我们也要懂得“与病共存”，既要满足自己的喜好，又要完美管理疾病。

在日常生活中，糖尿病患者一定要做“足”功课，方能保护双足，让你走得更远。下面教你几招预防糖尿病足的方法。

第一招“会查”：学会足部日常检查

- 是否有各种损伤、擦伤、水疱。
- 是否有皮肤干燥、皲裂。
- 是否有鸡眼和胼胝（老茧）。
- 是否有皮肤温度、颜色变化。
- 是否有趾甲异常。
- 是否有肿胀、溃疡、感染趾缝间有破溃。
- 是否有霉菌感染（脚癣）。

第二招“会洗”：学会科学洗泡脚

- 泡脚不要过长，每次 10~20 分钟就够了。
- 用手或温度计测量洗脚水的温度，一般不高于 37℃。
- 使用柔肤皂，避免使用有强力清洁作用的肥皂。
- 使用柔软的毛巾，不要使劲搓脚。
- 用浅色毛巾擦干脚趾间的水分，并检查有无出血和渗液。
- 保持脚趾间干爽。

第三招“会剪”：学会如何剪趾甲

- 一般在洗脚后再修剪趾甲。
- 采取平剪方式，避免剪得过深。

- 如有视力障碍，请家人代为修剪。

第四招“会买”：学会买合适的鞋

- 建议下午买鞋，因为当双腿处于直立状态时，血液循环受重力作用，一般到了下午，脚就会变得比上午大，所以如果在上午买的鞋，穿着可能会出现挤脚的情况。
- 买鞋时需穿着袜子同时试穿，动作轻柔。
- 鞋型以平头鞋为佳，留意合脚与舒适度；避免买尖头鞋，以免脚趾压迫受伤。
- 穿着新鞋，可于 20~30 分钟后脱下检查，看看双脚是否有压红的区域或摩擦的痕迹。
- 穿鞋前，应检查鞋里是否存在粗糙的接缝或异物。
- 不要穿外露脚趾的凉鞋，也不要赤脚穿鞋。

第五招“会穿”：学会穿合适的袜子

- 选择使用天然材料，如棉线、羊毛等制成的袜子，不容易发生磨脚。
- 袜子不宜太小，也不能太大。
- 袜子的上口不宜太紧，否则会影响脚的血液循环。
- 袜子的内部接缝不能太粗糙，否则会对脚造成伤害。
- 袜子应做到每天更换。

肺炎支原体感染、甲流和乙流有何差异

呼吸与危重症医学科科普官 宋小莲(主任医师) 隆玄(副主任医师)

肺炎支原体感染、甲流、乙流……是秋冬季常见的呼吸道传染病，就让我们一起来了解这些呼吸道感染性疾病有什么区别？如何治疗、防护才更有针对性呢？

“感冒”和“感冒”不一样

肺炎支原体感染、甲流和乙流在老百姓口中都称为“感冒”，但它们之间其实不一样。

感染病原体：不一样

甲流和乙流是“流感病毒”引起的，归属为病毒类，除了甲型、乙型之外，其实还有丙型、丁型。

肺炎支原体感染，顾名思义，感染的病原体是肺炎支原体。支原体是一种介于细菌和病毒之间、目前世界上已知能独立生存的最小微生物，肺炎支原体是其中一种。肺炎支原体无细胞壁结构，像是没有穿“外套”的细菌。

传播方式：相同

流感病毒和肺炎支原体传播方式相同，主要通过呼吸道飞沫传播，也可通过口腔、鼻腔、眼睛等黏膜直接或间接接触进行传播，具有较强的传染性，在人群聚集的场所易暴发、流行。

症状表现：相似

不少人得了“感冒”后，想从症状上判断自己患上的是哪种“感冒”，但事实上，流感和肺炎支原体感染的症状表现很相似。

流感病毒感染后，有上呼吸道感染表现，如打喷嚏、流涕、鼻塞，同时常伴有较重的全身反应，如高热、头痛、全身肌肉酸痛、乏力等。

肺炎支原体感染，也有上呼吸道感染的症状，但以发热、咳嗽为主要症状，发热多为中高热，一般咳嗽比较剧烈，而且在热退后咳嗽还可能持续 1~2 周。

危害程度：相似

还有一些人会问：“流感和肺炎支原体感染相比，哪个更严重？”其实两者危害程度相似，都可能发展为重症。

“流感”多为自限性，意味着大多都能自行缓解康复，然而对于部分高危人群，如老年人、年幼儿童、肥胖者、孕产妇和有基础疾病的人群，可造成重症流感，导致严重的并发症，发生肺炎、心肌炎等，甚至危及生命。

肺炎支原体感染也具有自限性，可以自行缓解。但也有少部分人会发展为肺炎，甚至发生重症。人群普遍易感，但更好发于 5 岁以上儿童和青少年，儿童的免疫系统尚未健全，相比成年人感染后症状更重。

治疗：针对性药物不同

由于流感和肺炎支原体感染，两者感染的病原体不一样，治疗药物是有差异的。

抗流感的主要药物包括奥司他韦、扎那米韦、玛巴洛沙韦，此外还有帕拉米韦、阿比多尔等，推荐尽早于 48 小时内服药。

支原体感染的常用药物为大环内酯类抗生素，如阿奇霉素、红霉素；氟喹诺酮类药物，如左氧氟沙星、莫西沙星；以及多西环素及米诺环素等四环素类抗生素。

此外，对于两者的治疗还包括隔离，对症治疗，如退热、止咳化痰等，以及中医中药辅助。需要特别提醒的是，药物治疗必须在医生的指导下进行。

“感冒”虽不同，防护手段多相同

虽然这几种“感冒”不相同，但是日常防护方法基本都是相同的。建议做好以下这些：

（1）定期洗手。使用肥皂和温水彻底洗手，尤其是在接触食物、接触口鼻前或外出活动后。

（2）避免接触患者。尽量避免与已经患病的人密切接触，特别是在他们咳嗽或打喷嚏时。

（3）健康饮食。保持均衡的饮食，多摄入富含维生素 C 和其他营养物质的食物，以增强免疫系统的功能。

（4）室内空气流通。保持室内空气流通，经常开窗通风，减少病毒在空气中的滞留时间。

（5）避免在人群密集的场所停留。避免参加人群密集的活动，公共场所尽量佩戴口罩。

（6）注意休息和充足睡眠。有助于增强免疫系统的功能，提高抵抗疾病的能力。

（7）注意社交礼仪。如想咳嗽、打喷嚏时，尽量使用纸巾或手肘遮住口鼻咳嗽或打喷嚏。

而对于流感而言，除了日常防护之外，还可以接种流感疫苗进行预防。最佳的接种时间是在流感季节开始之前，一般建议9月、10月就进行接种，这样可以在流感病毒传播之前建立免疫力。如果错过了这段时机，即使在流感季节开始后也可以接种，也能提供一定的保护。建议60岁及以上老年人、6月龄至5岁儿童、孕妇、6月龄以下儿童家庭成员和看护人员、慢性病患者和医务人员等重点人群，每年接种流感疫苗。

关注“沉默的杀手”慢阻肺

呼吸与危重症医学科科普官 谈敏（副主任医师）

慢性阻塞性肺疾病（简称慢阻肺）是目前全世界第四大死亡原因，预计到2030年将成为第三大死亡原因。根据中国疾控中心发布的数据显示，我国慢阻肺在40岁及以上患者中发病率为13%左右，这相当于40岁以上每8个人中就有1人是慢阻肺患者。

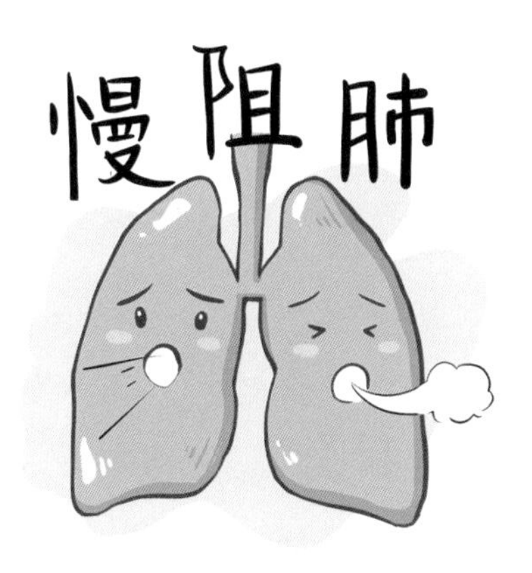

在“世界慢阻肺日”，让我们一起关注这类严重威胁健康的疾病，用科学的手段保护好我们的呼吸。

早期有症状，但易被忽视

慢阻肺特征是持续存在的呼吸道症状和气流受限，它是一种常见的、可预防和治疗的疾病，但遗憾的是很多人对其知之甚少，其早期表现出的咳、痰、喘易被患者忽视，等到确诊时肺功能已经严重下降，且这种肺功能的损害不可逆，无法恢复，因此它又被称为“沉默的杀手”。事实上，如能尽早通过肺功能筛查，对慢阻肺早发现、早诊断、早治疗，可以延缓疾病进展，保护肺功能。

所以提醒大家，如果有慢性咳嗽、咳痰、喘息表现，及早就医排查慢阻肺。

必要时每年进行一次肺功能检查

慢阻肺的发生和某些危险因素有一定的关系，比如：

（1）年龄因素。年龄越大患病率越高，如果本身有慢阻肺家族史的，那更要警惕。

（2）烟草污染因素。长期吸烟包括长期接触二手烟，经常接触柴草、煤炭、动物粪便等燃料产生烟雾的人群易患上慢阻肺。

（3）职业环境污染因素，比如有职业粉尘暴露史、经常接触到化学物质的人群也是慢阻肺的高发人群。

（4）疾病因素。本身患有慢性呼吸道疾病如哮喘、慢性支气管炎的，如果疾病没有得到很好控制，易进展为慢阻肺。因此建议有以上危险因素的人群每年应该进行一次肺功能检查。

重视稳定期治疗，避免急性加重

那如果已经不幸被确诊为慢阻肺该怎么办呢？那就赶紧规范治疗。慢阻肺治疗目标是防止疾病进展、减轻症状、改善运动耐力、改善健康状态、预防和治疗并发症、预防和治疗急性加重、降低死亡率。

慢阻肺的病程分为急性加重期和稳定期两个阶段，不同阶段的治疗目的和治疗措施也是不同的。慢阻肺急性加重最常见的诱因是呼吸道感染，包括病毒引起的感冒，患者自行停药或者用药不规范也可导致病情急性加重，因此为了避免急性加重情况的发生，建议患者接种流感疫苗和肺炎疫苗，增强体质，预防感染，遵医嘱坚持规范服药。

值得提醒的是，患者尤其要重视稳定期治疗，此阶段目标是去除危险因素，防止患者进入急性期，稳定患者的病情。最主要的措施是戒烟，以吸入性药物为核心的治疗方案是大多数患者的治疗首选，患者还可以采用长期家庭氧疗及呼吸康复训练等多种治疗手段。

加强自我管理有利于更好地控制疾病

除了治疗之外，对于慢阻肺患者而言一定要做好日常自我管理，这样有利于疾病控制得更好，保护肺功能。

1. 勤锻炼

运动利于疾病的恢复，建议患者选择适合自身条件的运动方式，运动量宜从小量开始，量力而行，以慢步行走为主，以不出现气短为度，逐渐适应后，可将锻炼时间延长。锻炼方式可逐渐过渡到慢跑、登梯、踏车、家务、太极拳、八段锦等。

另外，建议经常进行以下这些呼吸功能锻炼。

（1）缩唇呼吸：闭嘴经鼻吸气，将唇部收缩，形成吹口哨状，然后缓慢呼气、吸气，尽量将空气呼出，吸呼比时间为1∶2或1∶3，缩唇的程度与呼气流量以能使距口唇15~20厘米处，与口唇等高水平的蜡烛火焰随气流倾斜又不至于熄灭为宜。每天3~4次，每次10分钟左右。

（2）腹式呼吸：可取立位、平卧位或半卧位，两手分别放在前胸部和上腹部，用鼻缓慢吸气，腹部凸出，手感到腹部向上抬起，呼气时经口呼出，手感到腹部下降。每天3~4次，每次10分钟左右。

（3）吹气球：深吸一口气，屏气后缓慢将气体吹入气球中。

（4）吹水泡：用一根长吸管和半杯水，患者含住吸管放进水中均匀吹气。

2. 擅饮食

慢阻肺患者能量消耗大，要吃富含优质蛋白的食物，如蛋类、瘦肉、牛奶、鱼肉等；富含水分和维生素食物，如雪梨、橙子、猕猴桃、新鲜绿叶蔬菜等；尽量少吃海鲜、羊肉以及辛辣、刺激、油腻的食物。

3. 会保健

天气变化时及时增减衣物，避免受凉感冒，避免冷空气刺激，因此清晨、傍晚、雾霾天，老年人最好不出门锻炼，避免到人群多的公共场所，注意开窗通风，有吸烟史者戒烟，没有吸烟史的人要远离“二手烟”。

4. 遵感控

慢阻肺患者日常生活中应科学佩戴口罩、保持“1米线”社交距离、勤洗手、使用公筷、减少户外及公共场所社交活动。

虽然慢阻肺不能治愈，但我们可以通过疾病的自我管理有效实现控制症状、预防急性加重、延缓疾病进展和提高生活质量的目的。

一个小测试自测是否患有慢阻肺

Q1. 你是否经常咳嗽？

Q2. 你是否经常咳痰？

Q3. 你是否经常感到活动后气短？

Q4. 你是否超过40岁？

Q5. 你是否现在或过去吸烟？

有3项及以上问题的答案为“是”，建议你去看医生，评估是否患有慢阻肺。

心脏病患者居家如何做心脏康复

心血管内科科普官 刘伟静（副主任医师） 孙逸凡（康复治疗师）

得了冠心病，药物治疗和介入治疗并不是所有治疗的终点，心脏病居家康复改善心功能减少发病，才是患者走向康复的开始。

为何要坚持心脏康复呢?

心脏康复是目前心脏疾病慢性期的一种重要综合治疗手段，适宜多种类型心脏病，而运动康复是心脏康复的重中之重，规律运动可以有效提高心肺功能、增强免疫力、提高生活质量、预防心脏病发作。

运动康复计划的制订

体力活动不足会导致心肺功能下降，增加心脏病再发生的风险，因此，适量的运动是需要的，患者可以按以下方法制订自己的运动计划。

1. 运动方式

心脏病患者最好的运动方式就是有氧运动，包括快走、慢跑、健身操、弹力带操、瑜伽、自行车等，可以选择八段锦、瑜伽、拍手操、有氧操等室内运动方式，通过手机搜索相关视频进行锻炼。另外也可以做一些深蹲、原地高抬腿，双手上举摸高、弯腰手碰脚等动作，以10次为一组，根据自身疲劳情况，每个动作做1~3组。

2. 运动强度

心脏病患者运动时，一定要注意运动强度，不能进行太剧烈的运动，那样会对身体造成损伤；也不能做太轻松的运动，起不到锻炼效果。简便地判断运动强度的方法有两种。

（1）心率法。以220减去年龄为最大心率，再将最大心率乘以50%~70%，得出的心率就是适宜的运动心率。运动时保持在该心率范围内就可以了。例如，年龄60岁，最大心率为每分钟160次，适宜的运动心率为每分钟80~112次。

（2）主观感受法。即运动结束时，自身略感疲劳、稍微出汗即可，如果第二天感觉浑身酸痛，则提示运动强度过高，则需降低运动强度。

3. 运动时间

心脏病患者适宜的运动时间是每天30~60分钟，不建议超过60分钟，运动时间过长，运动效果提高不明显，反而增加风险。

4. 运动频率

每周至少3次，最好能坚持每天运动。

我每周运动3次，每次30-60分钟！运动的心脏最开心！

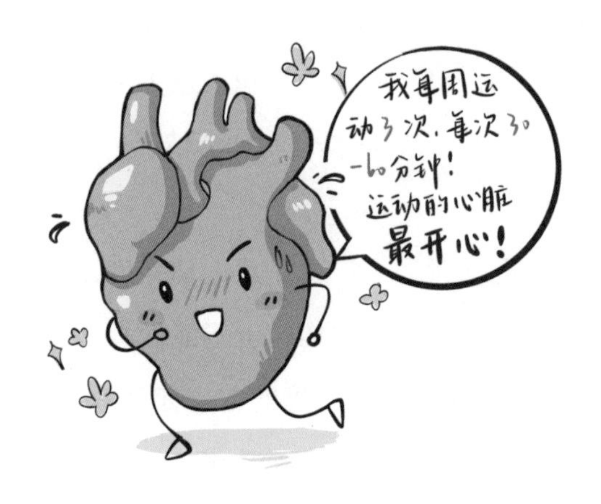

5. 运动目标

不同年龄、不同病情阶段的患者，运动目标也不一样。老年患者以保证充足体力活动为主，选择中低强度运动，运动时间可以相对缩短或延长；年轻患者根据自身需求如减脂、增肌，在有氧运动的基础上，增加适量抗阻运动，提高运动强度；刚做完手术、心衰患者或身体比较虚弱的患者，可以先以每天 10 分钟的运动时长开始，慢慢增加运动时间。

6. 注意事项

首先，运动前必须充分热身，可以做一些拉伸、原地踏步、伸展的动作，运动结束后也不能突然停止，要再做一些整理运动，这样可以有效预防肌肉骨骼的损伤。

其次，整个运动过程中一定要保持呼吸顺畅，绝对不能憋气，心脏病患者日常生活中，也千万不要憋气。

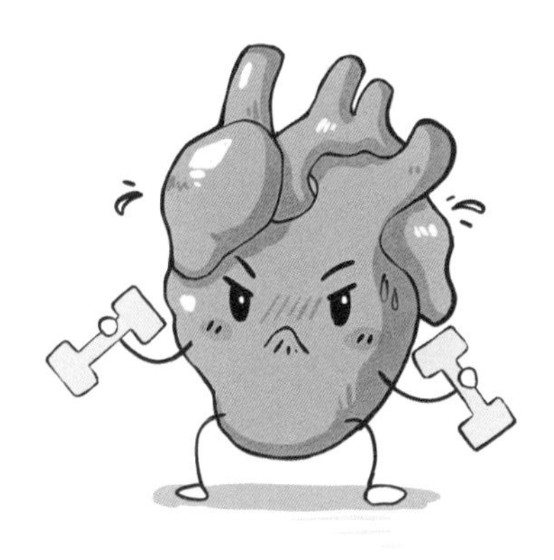

再次，有条件的患者可以在运动中监控自己的心率、血压，保证安全和运动效果。

最后，运动过程中如果感觉疲劳，就先稍作休息，不用勉强，运动过程中如有任何异常感觉，如胸闷、胸痛、呼吸困难等，应立即停止运动，如果休息后不能缓解，应尽快咨询医生。

高血压、心衰的特殊监测内容

1．高血压

高血压患者每天应进行至少 3 次血压测量，平时避免久站，避免过度低头和屏气，运动前后要进行血压监测，如有头晕、胸闷、气短等症状应及时咨询医生。

2．心衰

心衰患者需要特别关注自己的体重，每天测量一次体重，3 天内体重增加 2 千克及以上视为异常，需要增加利尿剂或咨询医生；还需要记录每日液体的出入量，保持出入量的平衡。心衰患者的运动强度和时间可以根据自身情况调整，以心率在基础心率上每分钟增加 10~20 次作为适宜运动强度，运动时间可以从每次 10 分钟开始，循序渐进，慢慢增加。

特别提醒：出现胸痛症状千万不可忍

一些患者可能会因为就医流程烦琐，而抱着“忍一忍就过去了”的心态，不及时就医，切不可取。如果出现胸闷、胸痛、心慌、呼吸困难、晕厥、恶心、发冷汗等症状，还是必须及时去医院胸痛中心就医。尤其是休息后不能缓解的胸痛，一定要及时拨打 120。当出现胸闷、心慌加重的情况，如果不清楚是过度紧张还是病情发作，可以含服保心丸 / 硝酸甘油片等急救药物后，深呼吸、静卧休息，一般短时间可以缓解，就不必过度紧张。

心脏病患者家中一定要备好硝酸甘油片、保心丸、倍他乐克、心痛定等之类的急救用药，并且放在随时可拿的地方。一定要遵医嘱用药，不能自主减量或停药。

十二月 休憩

十二月是寒冷的冬季，也是一年中养生的重要时刻。在这个季节里，我们需要特别关注保暖和增强免疫力，以应对寒冷的天气和常见的冬季疾病。十二月中旬的“世界强化免疫日”提醒我们疫苗接种的重要性。天气越发寒冷，也会致使某些疾病加重，如关节疼痛、银屑病，在此提供一些应对方法，助患者尽量减少疾病之苦。

岁末年初很忙碌，更要关爱自己，放松心情，让首席科普官和你一起共同度过一个健康愉快的冬季，再次迎接新一年、新挑战！

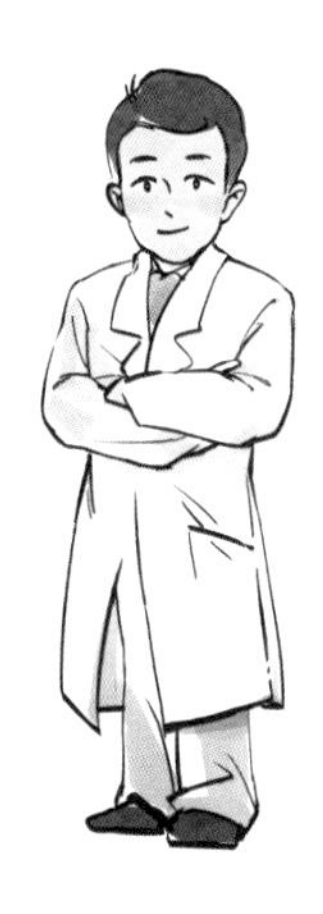

余　飞

甲状腺疾病诊治中心　主任医师

擅长：甲状腺疾病如甲状腺功能亢进症、甲状腺功能减退症、甲状腺结节、甲状腺肿瘤、桥本甲状腺炎、妊娠期甲状腺功能异常等的中西医结合诊疗。

降温啦！当心伪装成感冒的亚甲炎

甲状腺疾病诊治中心科普官　余飞（主任医师）

冬季降温，需及时添加衣物防寒保暖，预防感冒。除此之外，还要提醒大家，尤其是咽喉疼痛明显的感冒患者，需要提防一种会伪装成感冒的甲状腺疾病。

治疗感冒月余不愈，甲状腺检查破迷雾

先来看看门诊的病例。有一位就诊的阿姨自述喉咙一直痛，已经看了一个多月快两个月了，还是没好。后来有医生建议她找专治甲状腺病的医生看一下，遂来就诊。问病史后了解到，这次喉咙痛是感冒发烧后留下的“后遗症”，触诊时发现她的甲状腺肿大，按压后有疼痛，作为甲状腺专科医生脑中不由得想到另一种病，于是让她做进一步检查。果不其然，检查证实困扰她月余的感冒，其实是“亚急性甲状腺炎”。

亚急性甲状腺炎，简称亚甲炎，虽然发病机制并未明确，但大部分学者认为它是一种与病毒感染相关的甲状腺炎症。由于大多数亚甲炎患者在发病前都曾有过感冒的病史，且其早期发热、颈部疼痛的症状表现又与感冒相似，因此极易被误认为是感冒。

亚甲炎病程长短不一，短则数周，长则半年，甚至更长。如

若感冒长期未愈，需要考虑亚甲炎的可能性，进一步检查。

典型的亚甲炎发病有三个阶段

临床典型的亚甲炎的病程会经历三个阶段：先经历甲状腺功能亢进症（简称甲亢），后经历甲减，再好转。

第一阶段 发病较急骤，患者会有发热症状，并且会感到怕冷、无精打采、吃不下饭。甲状腺会有肿大，摸上去较坚实，患者会感到颈部疼痛或者按压痛。如果炎症范围较广，侵袭破坏了较多的甲状腺滤泡细胞，那么细胞中的甲状腺激素就大量漏出至血液中，患者就可能出现手抖、多汗、情绪紧张、心慌等甲亢症状。

第二阶段 病情进一步发展，甲状腺滤泡细胞中的甲状腺激素逐渐耗竭，而甲状腺滤泡细胞还未修复，那么在血液中的甲状腺激素浓度可降低，甚至降至甲减的水平，此时患者就会表现出甲减的相应症状，如怕冷、乏力、浮肿，女性患者可伴有月经异常以及月经量稀少等症状，男性患者也可能会有性功能障碍。

第三阶段 甲状腺炎症逐渐好转，甲状腺肿逐渐消失，随着血清甲状腺激素水平恢复正常，各种甲减的症状也逐渐消失。

部分轻度的亚甲炎患者，或不典型的病例，患者的症状表现都较轻微，可以没有发热，甲状腺也只是轻度肿大、疼痛和触痛，也可以没有甲亢或甲减症状。

感冒总不好，需考虑亚甲炎

感冒？亚甲炎？分不清！其实只要去医院做个检查就可以明确分辨了。

建议感冒总不见好的患者，可以去医院检查“甲状腺摄碘率”，亚甲炎有典型表现——分离现象，即血清中甲状腺激素水平虽然是增高的，但是其甲状腺摄碘水平却是下降的，再加上红细胞沉降率（血沉）检查明显增快的，就基本能够确诊。

患上亚甲炎无须过于担心 可自愈

即便患上亚甲炎，患者也不必太焦虑，因为它和感冒一样，大部分患者是可以自愈的。一般来说，症状本身较轻的患者，无须进行任何处理，只要好好休养，注意观察即可。多数患者在持续一段时间后，不适症状基本就会消失，机体也会恢复正常了。

当然患者感到明显不适也可以进行对症治疗。早期以减轻炎症反应及缓解疼痛为主，疼痛较轻的患者可以用一些消炎药；对于疼痛剧烈、发热的、用消炎药效果不佳的患者，那么可以选用一些名称中带有“松”字的激素，如泼尼松；如果有甲亢心慌症状，可以用对症的药物来缓解症状，甲状腺功能一旦恢复正常即可停用；对于有甲减表现的患者则可以加用甲状腺激素如优甲乐来缓解不适。

中药茶饮、药膳方可缓解不适症状

亚甲炎初起，如果患者有怕冷发热、头痛、颈部肿痛、舌红、舌苔黄的表现，可以尝试金银花夏枯草汤。方法是将金银花、夏枯草各 30 克，加水煮沸后代茶饮。

亚甲炎缓解期，如果感到疲倦乏力、精神不振、面部浮肿、舌胖、舌质淡红，也可尝试药膳参芪薏米粥，取薏米 50 克、党参、生黄芪各 30 克，用砂锅将生黄芪煮 20 分钟后，滤去生黄芪，用其汁煮薏米和党参，煮烂以后食用。

另外，发病早期减少碘的摄入，含碘高的食物建议不要吃，比如海带、紫菜；烹饪菜肴宜用无碘盐。同时，坚持良好的生活方式，早睡不熬夜，对于机体的尽早恢复有促进作用。

你真的了解破伤风吗

对抗甲流你“药”知道这些
主讲：药学部科普官
王霁宁（主管药师）

急诊医学科科普官　陈远卓（副主任医师）

破伤风是由破伤风梭菌引起的急性感染性、中毒性疾病，由于其高死亡率和症状可怕的特点，令广大老百姓闻之色变。那么受伤后应该如何处理？搞清楚以下几个问题，让你不再恐惧和迷茫。

问题一：什么情况下需要打破伤风针？

从伤口性质来看，火器伤、烧伤、动物或人严重咬伤，被泥土、粪便、铁锈污染，或伴有化脓感染的伤口，应该进行破伤风预防。

从伤口程度来看，深度明显超过表皮的肌肉割伤、穿通伤、较深的锐器穿刺伤、开放性骨折等伤口应该进行破伤风预防。

日常生活中的表皮划伤、表浅洁净的伤口，只要做好清创消毒处理，可以不打破伤风针。有严格疫苗接种史并且在保护期内的情况，也不一定需要打破伤风针。

问题二：怎样正确预防破伤风?

破伤风预防通常有两种方式：

（1）通过注射抗破伤风免疫球蛋白（TAT、TIG）获得保护抗体的“被动免疫”方式。常说的“打破伤风针”就是此种方式。

（2）通过注射破伤风类毒素（TT）疫苗，诱导机体产生保护抗体的“主动免疫”方式，即疫苗接种。小儿百白破疫苗里的“破”即指破伤风类毒素。TT 的本质是灭活后的破伤风毒素，与 TAT、TIG 不同如下：

区别	破伤风抗毒素	人破伤风免疫球蛋白	破伤风类毒素
英文缩写	TAT	TIG	TT
来源	马血清	人血清	破伤风毒素灭活
皮试	需要	不需要	不需要
保护时间	2~4 天	2~3 周	5~10 年（完成全程接种）
孕妇安全性	不明	可能安全	安全

如何正确选择注射针剂，可参见下表内容。但实际上，由于大多数患者未接种破伤风疫苗或者接种情况不详，而目前医院也一般没有破伤风疫苗，所以一般仍仅采用注射 TAT、TIG 进行预防。

不同情况	清洁伤口	污染伤口
无疫苗接种史或不详	疫苗全程接种	疫苗全程接种 并加用 TAT 或 TIG
最后一次疫苗接种 5 年内	不需注射	不需注射 或者加用 TAT 或 TIG
最后一次疫苗接种 5~10 年内	不需注射	加强免疫 1 次 或者加用 TAT 或 TIG
最后一次疫苗接种 > 10 年	疫苗全程接种	疫苗全程接种 可加用 TAT 或 TIG

问题三：破伤风针过敏怎么办?

两种方式解决：

（1）注射人破伤风免疫球蛋白（TIG）；

（2）采取 TAT 脱敏注射，但要注意脱敏注射存在过敏性休克的风险，要在有经验和相关抢救能力的医疗机构方可实施。

问题四：打破伤风针的最佳时限?

破伤风感染后发病的潜伏期通常为 1 周左右，从发病机制上来看，建议越早注射越好，一般不超过 24 小时，但超过后注射仍有意义。专家建议，在没发病的前提下，伤后两周内都应该考虑注射。

问题五：注射后能保护人体多久?

TAT 保护时间为 2~4 天，TIG 保护时间为 2~3 周，超过这个时间如果再次面临感染风险，需要再次注射。

问题六：孕妇可以注射破伤风针吗?

破伤风疫苗对于孕妇是安全的，破伤风类毒素对胎儿无致畸作用。TAT 或 TIG 对孕妇的毒理作用不明，使用需谨慎。

关节炎也可致残，保护关节功能很重要

保护关节，远离关节炎
主讲：骨科科普官
吴鹏（副主任医师）

风湿免疫科科普官　刘欣颖（副主任医师）
刘威（主治医师）

随着年龄的增加，一些中老年人逐渐出现反复的髋、膝关节疼痛，尤其在上下楼梯时疼痛明显，休息后可以缓解。很多人会认为这是因为到了一定年纪，忍忍就过去了。然而你知道吗？这多半是骨关节炎在作祟，如果关节疼痛只是一味忍耐，不进行及时干预，不保护关节功能，也可能致残。

如今人类寿命延长，我们更要保护好关节，让关节可以用得久一点，即便年纪大了也能获得较好的生活质量。

50 岁以上的中老年人 80% 有关节炎影像学改变，仅 30% 有症状

骨关节炎是一种关节软骨退化损伤、关节边缘和软骨下骨反应性增生，最终发生整个关节面的损害，导致关节残疾。有研究显示，50 岁以上的中老年人中，80% 的人在 X 线下可见骨关节炎改变，但仅 30% 的患者有临床症状。因此骨关节炎是中老年人最常见的关节病，但也是一种容易被忽视的中老年病。

骨关节炎主要好发于膝关节、髋关节，因为这两个关节是人体负重的主要关节。所以提醒中老年人如果日常上下楼梯、蹲起时膝盖疼痛不适，早晨起床或白天长时间保持一定体位后出现关节僵硬感，活动后可以缓解，那么可能就是骨关节炎发出的信号，要及时就医了。

如果早期不重视，未加以干预，那么随着病情加重，一部分患者就可能会出现平地走路疼痛，甚至关节变形等。检查受累关节可见关节肿胀、有压痛，活动时有关节弹响或摩擦感，严重者可出现肌肉萎缩及关节畸形。

敲打、涂药酒可以治疗关节炎吗

临床上我们经常遇到一些关节变形已经很严重的患者来就医。这些患者会告知医生他们自己会尝试敲打、贴膏药、涂药酒等方式来缓解疼痛，还有些患者甚至服用抗生素来对抗关节疼痛。然而这些措施只能暂时缓解疼痛，并不能真正起到延缓关节炎进展、保护关节功能的作用，反而耽误了病情，最终致使疾病发展，以致关节变形。

所以要再三提醒各位中老年人，关节疼痛勿忍耐，还是要到医院做正规治疗。

到底怎么做才能保护好关节呢

首先如果怀疑骨关节炎时，建议在风湿免疫科医生的指导下进一步检查，一般通过血清检查及影像学检查即可明确诊断。

其次，根据病情选择治疗方式。目前骨关节炎的治疗是以非药物治疗联合药物治疗为主，必要时手术治疗。

（1）非药物治疗包括健康宣教，解除心理压力，控制体重，减少关节的负荷，适当的功能锻炼和物理治疗。

（2）药物治疗包括控制症状药物，改善病情药物和软骨保护剂。目前控制症状的药物有如非甾体消炎药、糖皮质激素等，这些都是风湿免疫科的常用药，既有止痛作用又有抗炎作用，但需在医生指导下选择合适的药物及用药方式。改善病情的药物和软骨保护剂一般起效较慢，需治疗数周才能见效，常用的药物有氨基葡萄糖、硫酸软骨素等，这类药物具有抗炎、止痛、保护关节的作用，能延缓疾病的发展。

提醒患者，骨关节炎治疗的主要目的在于延缓疾病的进展，保护关节功能。所以患者切记不要只图一时止痛快，疼痛缓解后仍要坚持使用改善病情的药物和软骨保护剂。内科治疗不能控制症状且伴有中、重度疼痛和功能障碍的患者应考虑手术治疗。

最后建议大家平时多注意对关节的保护，合理饮食，控制体重，适当运动，适量补钙，注意走路和劳动的姿势，防止关节受凉、受潮。当出现关节疼痛、酸胀等不适，及时就医，规范诊治，最大限度地延缓疾病进展，保护关节功能，提高生活质量。

“雪花纷飞”并不一定浪漫，这个病需要被关注

皮肤科科普官 龚瑜（副主任医师）

雪花纷飞很浪漫，但有这么一群人深受“雪花”困扰，身上皮屑纷纷扬扬，实在与浪漫无法结缘，这就是银屑病。全球大约有1.25亿银屑病患者，我国大约有650万，并有逐年增加的趋势。大量的病患正被银屑病的痛苦折磨，需要得到关注及帮助。让我们一起认识银屑病诊治现状，共同帮助患者摆脱痛苦。

银屑病只对皮肤有害？危害远超于想象

银屑病是一种遗传与环境共同作用诱发的免疫介导的慢性、复发性、炎症性、系统性疾病。它另有一个俗称，叫牛皮癣，是因为古人发现其皮损表现很像牛的皮肤——坚厚难愈。

但如果认为银屑病只是对皮肤有损害，那就错了。它不仅影响外观，也会引起各种共病甚至致残，危害极大。它会侵犯到身体的多个脏器、多个系统。研究显示，银屑病与代谢性疾病、心血管疾病、慢性肾脏病、消化道疾病、眼部疾病都有一定的关系，甚至与恶性肿瘤的发生也息息相关，患者出现精神障碍如抑郁、焦虑、自杀倾向也较其他人群更多。所以这也是提倡关注该病的

重要原因。

“头皮屑多”需警惕银屑病，了解诊断“三联征”

那么银屑病如何尽早发现呢？这里要提醒的是，如果深受头皮屑烦恼，那么就要当心了，临床不少银屑病患者是因为头屑多就诊发现的。

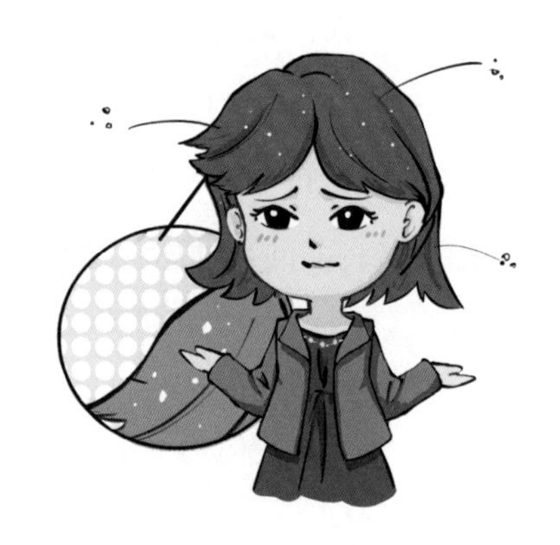

银屑病最常见的主要表现是红斑鳞屑，可以发在皮肤的任何部位，而且头皮受累的患者占50%~80%。典型临床特征：鳞屑、薄膜、出血点，即银屑病诊断“三联征”。初期一般为针帽头至扁豆大小的炎性丘疹，逐渐扩大或融合成为棕红色斑块，边界清楚，周围有炎性红晕，表面覆盖多层干燥的银白色鳞屑。轻轻刮除表面鳞屑，则渐露出淡红色发亮的半透明薄膜，又称薄膜现象。刮除薄膜则出现小出血点，又称点状出血。

银屑病早期也易和其他皮肤病混淆，如脂溢性皮炎、玫瑰糠疹、扁平苔藓、过敏性皮炎。因此，出现以上症状的人群需要及时到皮肤科就诊，让医生来判断是否患有银屑病。

“指哪打哪”的靶向药为何不敢用

银屑病的治疗方法众多，让患者挑花了眼，目前是按照轻度、中度和重度给予不同的治疗方案。轻度主要以外用药物为主，中度可配合光疗，重度需使用系统性药物治疗，其中生物制剂，也就是平常大家说的“靶向药”，是治疗中重度斑块型银屑病的有效药物之一，但广大患者因对其不了解而心存疑虑，惧怕它而不敢使用。

有些患者担心生物制剂将身体里“好人”“坏人”都歼灭了。事实上，生物制剂在银屑病的临床应用已经有 19 年了，最早的生物制剂是 2004 年美国食品及药物管理局获批的，国内首批是 2006 年。生物制剂是一类大分子蛋白质药物，通过与各种关键细胞因子结合来阻断银屑病发病过程中的关键环节，从而阻断银屑病的发病过程，达到治疗银屑病的目的。简而言之，如果把银屑病患者体内各种异常升高的炎症因子比作“靶子”，那么生物制剂就是“利剑”，对准靶子直中靶心，精准打击特定的炎症因子，所以并非“不分敌我乱打一气”。

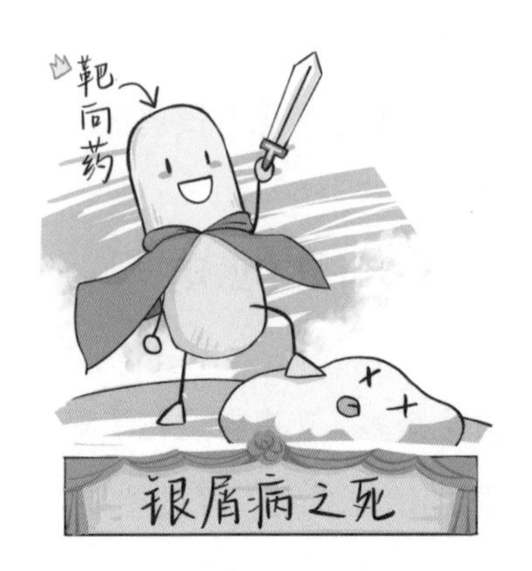

当然，在使用生物制剂期间的确有增加感染的风险存在，但只要在医生的指导下使用生物制剂，使用前做好筛查（如血常规、肝功能、T-spot，免疫相关指标、胸部 CT 等），使用中定期监测，风险完全是可控的，治疗是安全的。

我们也不建议患者一味追求“越贵越好”，因为每一种生物制剂分别瞄准的是不同的促炎细胞因子（如 IL-17A, TNF-α 、IL-23 等），“贵的”有可能并不适合。还是需要根据银屑病患者不同的严重程度,不同的并发疾病(心血管疾病、肠道疾病、关节疾病、乙肝等），不同的化验指标，不同的年龄（儿童、成人、老年人），不同的特殊时期（妊娠期、哺乳期），患者的时间和经济情况，个性化地选择适合患者的生物制剂。

生物制剂治疗是一个长期的过程，临床也有不少患者提出想接种一些疫苗，但又担心不可以接种。事实上治疗期间，可以接种疫苗，但注意需要接种灭活疫苗，避免接种活疫苗，同时需要注意疫苗接种的时间和注射生物制剂的时间应错开 1~2 周。

虽然生物制剂目前尚不能根治银屑病，即使完全治愈的银屑病患者，也有复发的可能，但只要注意规范用药，定期复查，完全可以让中重度银屑病患者控制疾病，症状减轻。

总之，希望更多人认识银屑病，了解其诊治现状，使更多患者受益于医学前沿成果，最终重新回归到正常的生活之中。

远离“精神内耗”，从“关注当下”开始

“主动式音乐肌肉渐进放松”训练
主讲：社工部科普官 滕健

精神科科普官　黄凯（住院医师）
徐辕虹（心理治疗师、心理咨询师）

“精神内耗”近年来跃入大家的视线。那什么是“精神内耗”呢？会引发哪些不利影响？又该如何预防和应对呢？

何谓“精神内耗”

“精神内耗”指的是个体心理上的过度自我消耗，常伴随着明显的疲惫感。生活中人们或多或少都体验过内心的疲惫不堪，它并不直接来自身体或脑力方面的消耗，而更多地由想法与情感上的自我冲突所导致。

人的一生中会经历各种各样的事件，有好有坏，它们都有可能对内心造成一定的挑战，从而产生心理上适应性的起伏。这些情绪起伏、内心变化在一定时间内都是正常的、可以被接受的，然而一些时候我们很难顺利地度过这个阶段，这时就有可能出现“精神内耗”。

具体表现为执着于过去的遗憾、伤害、失误和错过等不完美，可能来回纠结事情的对错、复盘事件的细枝末节，也可能反复盘

算未来的风险、不确定性，极力试图规避或尝试掌控全局。当注意力过多集中于过去或未来、自我纠结时，则开始累积心理上的自我消耗，体验到明显的身心疲惫，并很可能伴随出现明显的抑郁、焦虑情绪。这种“精神内耗”状态如果持续存在且没有及时得到觉察和积极调节，则可能发展为抑郁症、焦虑障碍等精神疾病。

如何预防和应对“精神内耗”

1. 关注当下，把握现在

将注意力集中于当下自己可以把控的事情。过去与未来，既不能改变也无法掌握，而我们可以把握的只有当下。越能把关注放在眼前的事与人，对生活的掌控感也会越高。

2. 自我接纳，积极看待

生活中总会有“意料之外”“不如意”“悔不该当初”，越是排斥、抵触，越是难以真正摆脱负面影响。我们要试着去接受生活中会出现的负面事件，接纳自己会有负面情绪、有不足、有不擅长，自我接纳可以帮助我们更好地放下心理上的纠结、执着，减少思想消耗，从而坚定地走好现在的路。

事件往往都像硬币有两面一样，也有好有坏，只关注到负面则容易持续沉浸于消极情绪中，而难以体验到生活中的积极、快乐、满足。尝试积极、全面地看待生活，对现实才更有意义，为内心提供更多积极的动力，从而进入良性循环。

减少精神内耗，接纳生活、接纳真实的自我，充实内心积极的感受，愿大家的人生路都终将通向顺遂。